现代名中医脂肪肝治疗绝技

（第二版）

主　编　吴大真　王凤岐　王　雷　李剑颖
　　　　刘艳骄　杨建宇　徐亚辉　吉　军
副主编　赵建宏　史　学　周　俭
编　委　李　顺　马石征　丁志远　李　宁
　　　　王博岩　张　霆　李　吉　徐梦晗

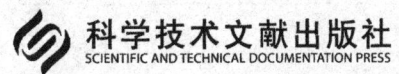

科学技术文献出版社
SCIENTIFIC AND TECHNICAL DOCUMENTATION PRESS

图书在版编目(CIP)数据

现代名中医脂肪肝治疗绝技/吴大真等主编．—2版．—北京：科学技术文献出版社，2011.7（2023.1重印）
ISBN 978-7-5023-6915-6

Ⅰ.①现… Ⅱ.①吴… Ⅲ.①脂肪肝-中医疗法 Ⅳ.①R259.755

中国版本图书馆 CIP 数据核字(2011)第 069113 号

现代名中医脂肪肝治疗绝技（第二版）

| 策划编辑：袁其兴 樊雅莉 | 责任编辑：樊雅莉 | 责任校对：唐 炜 | 责任出版：张志平 |

出 版 者	科学技术文献出版社
地　　址	北京市复兴路 15 号 邮编 100038
编 务 部	(010)58882938,58882087(传真)
发 行 部	(010)58882868,58882870(传真)
邮 购 部	(010)58882873
网　　址	www.stdp.com.cn
发 行 者	科学技术文献出版社发行　全国各地新华书店经销
印 刷 者	北京虎彩文化传播有限公司
版　　次	2011 年 7 月第 2 版　2023 年 1 月第 2 次印刷
开　　本	710×1000　1/16 开
字　　数	182 千
印　　张	11.5
书　　号	ISBN 978-7-5023-6915-6
定　　价	24.00 元

版权所有　违法必究

购买本社图书，凡字迹不清、缺页、倒页、脱页者，本社发行部负责调换

三分治，七分养
（代序）

"三分治，七分养"是大家耳熟能详的一句话，但真正到了现实生活中，往往成了劝慰别人的一句口头禅。我在几十年的临床实践中接触到的患者，一旦自身患病，就把"三分治，七分养"扔到脑后去了，他们最爱问的一句话就是："大夫，我这病什么时候好啊？""这个礼拜能治好吗？"作为医务工作者，我也只能面带微笑地宽慰患者："别着急，别担心，安心治疗吧！"其实，真正的疾病，尤其是那些慢性疾病、疑难杂病，医生只能起到一部分作用，如果没有患者自己的配合，很难治疗那些目前我们的医学科学还没有攻破的病症。

"三分治，七分养"这句话已经尽人皆知了，但真正理解它的人还真不多。我是这么理解这句话的：目前我们人类基本攻克了那些造成大面积伤害的传染病，但自古以来困扰着我们的慢性病，比如高血压、心脑血管疾病、糖尿病、肿瘤等，其治疗依然没有实质性的突破。而这些病其实是"生活习惯病"，是我们不良的生活习惯一点一滴累积下来造成的，所以要想不得这些病就要从"七分养"入手，日常的养生是远离慢性病的唯一可行办法。日常生活中的养生，不是一种可有可无的点缀，而是可以让我们少生病、不生病、不生大病的一种必须的生活态度。而一旦患了那些慢性病、疑难病，不要把您的身家性命完全扔给医生，不要急着问大夫："我这病什么时候能好啊？"还是静下心来问问自己："我这个病是怎么造成的？""我自己有没有办法配合治疗，改掉生活中的不良习惯？""我能否在生活里用上七分的关注，把自己的身体养好？"

《现代名中医治疗绝技》（第二版）这套丛书，涵盖了目前困扰我们身体的一些常见疑难杂症。除了中医药治疗办法外，我特别加入一些食疗、药膳、传统养生术等非药物疗法的内容。我只是想告诉读者，医药不是万能的，对付疾病不是只靠医生就可以了，还有很多其他方法；并且，也必须要您的参与才能赶走疾病获得健康，因为身体与生命都是您自己的。

写作这套丛书的时候，恰巧社会上正在探讨过度治疗的话题，媒体曝光了一些医德无良的医院和医生，动不动就为患者做没必要的手术、开具大处方的事件。我们一方面抨击那些无良心的行为，另一方面是不是也应该反观一下自己呢？没有节制的生活、不良的习惯一旦损害了我们的心脏，我们是不是马上就想到去做"支架"，把生命完全寄托在那几个冰冷的小玩意儿上了？

我真诚地希望，我们这些养生智慧起源国度的子民们，能把这养生智慧继承下去，发扬光大下去。

吴大真

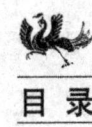

目录

第一部分 名中医对于脂肪肝的辨治经验

汪晓军 国医大师张学文清肝活血法辨治脂肪肝/3
刘艳骄 脂肪肝从痰瘀论治/6
裴道灵等 中医辨证论治脂肪肝/8
陈朝俊等 中西药合治脂肪肝/10
雷福云 Ⅱ型糖尿病并脂肪肝治宜健脾化浊/12
孙善坤 静滴黄芪治酒精性脂肪肝/14
王传力等 妊娠急性脂肪肝急用凉血活血法/16
杨建辉 林鹤和辨治脂肪肝验案/18
黄国毅等 剔络法治脂肪肝/21
谢绍武 谢老辨证施治脂肪肝/23
韦 清 韦氏食疗治脂肪肝/25
刘 玉等 刘氏论脂肪肝食疗/27
顾良伯 顾氏营养与药膳辨治脂肪肝/29
安丰香 脂肪肝的防重于治/36
董汉良 脂肪肝的证与治/39
顾本宇等 顾氏中医药辨治脂肪肝/43
赵晓威等 中医药辨治脂肪肝与高脂血症/45
秦应娟等 五法论治脂肪肝/50
冯海涛等 中医辨治脂肪肝临床效验/53
李 青 中药复方治肥胖性脂肪肝/57
黄子夏等 中药配合减肥法治脂肪肝/59
林梅芬等 林氏中药治疗脂肪肝/62

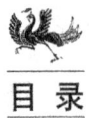

目录

徐慧先等　徐氏中药治疗脂肪肝/64

李　展　李氏中药治疗脂肪肝/66

陈润芝等　陈氏辨证施治脂肪肝/68

王利军等　王氏辨证施治脂肪肝/72

罗国庆　罗氏中医药治疗脂肪肝/75

李　田　李氏中医药辨治脂肪肝/77

韩　镭　韩氏重用生白术治疗脂肪肝/79

周文卫　周老辨治脂肪肝经验/81

第二部分　名中医治疗脂肪肝的验方效方

任世存等　任氏八味护肝降脂胶囊治脂肪肝/87

潘志坚等　潘氏柴胡疏肝散治酒精性脂肪肝/90

蒋仁发等　蒋氏柴芩调肝液治酒精性脂肪肝/92

古献民　古氏涤脂灵冲剂治脂肪肝/95

曾　玲等　曾氏调肝降脂液治酒精性脂肪肝/97

刘晓楠等　刘氏调肝脂胶囊治脂肪肝/99

陈晓云等　陈氏调脂散胶囊治老年高脂血症脂肪肝/101

裴道灵等　裴氏复方丹参滴丸治老年性脂肪肝/103

郭　明　郭氏复方地龙胶囊治脂肪肝/105

董　筠等　董氏复青降脂汤治非酒精性脂肪肝/107

党中勤　党氏肝脂康胶囊治脂肪肝/109

李金海等　李氏护肝降脂冲剂治脂肪肝/111

目录

杨　菊等　杨氏降脂脉安冲剂治脂肪肝/113
孙菱娟等　孙氏化瘀泄浊汤治脂肪肝/115
邓家刚等　邓氏黄龙肝脂消合剂治高血脂脂肪肝/117
王　奕等　王氏活血解毒降脂汤治慢性肝炎合并脂肪肝/119
罗登旭　　古方加味四逆散治脂肪肝/121
周修通　　古方枳术汤加味治高脂血症脂肪肝/123
李　华等　李氏降脂护肝汤治酒精性脂肪肝/126
杨钦河等　杨氏降脂宁肝胶囊治脂肪肝/128
苗宇船等　苗氏降脂平肝汤治肥胖性脂肪肝/131
黄晓鸣　　黄氏降脂清肝饮治高脂血脂肪肝/133
黄亦琦等　黄氏平脂冲剂治脂肪肝/135
邱磷安等　邱氏清肝散治酒精性脂肪肝/138
徐宝宏等　穴位注射治酒精性脂肪肝/140
鞠丽君等　鞠氏祛脂护肝冲剂治酒精性脂肪肝/143
唐红敏等　唐氏祛脂护肝汤治非酒精性脂肪肝/145
李夏亭等　李氏柔肝降脂胶囊治脂肪肝/147
郑　欣　　郑氏软肝胶囊治脂肪肝ALT升高/149
方桂女等　方氏汤剂合胶囊治脂肪肝/150
陈丽英等　陈氏疏肝利湿降脂方治脂肪肝/152
洪　声等　洪氏舒肝祛脂胶囊治脂肪肝/154
孙　光　　四君子汤合温胆汤治糖尿病高脂血症脂肪肝/156
徐　端　　启宫丸加减治脂肪肝验案一则/158
韩伟锋等　韩氏消胀调肝汤治肥胖性脂肪肝/159

目录

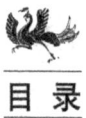

周玉琴　周氏消脂复肝合剂治脂肪肝/161

姜国峰等　消脂益肝茶合复方丹参片治单纯性脂肪肝/163

徐海燕　徐氏消脂饮治脂肪肝/166

徐湘江等　徐氏消脂愈肝胶囊治脂肪肝/168

董子强等　董氏益肾洗肝化脂汤治酒精性脂肪肝/170

徐广芝　辨治脂肪肝效方达药/173

第一部分 名中医对于脂肪肝的辨治经验

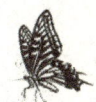

汪晓军
国医大师张学文清肝活血法辨治脂肪肝

国医大师张学文在多年临床实践中，观察到脂肪肝发病后不仅表现出肝肿大，右胁不适或疼痛、压痛，烦躁易怒，困乏，舌紫黯、苔黄厚腻，脉弦滑或弦数等以肝本脏为主的症状、体征，同时出现胸胁不适、蜘蛛痣、胆囊炎、角膜干燥等肝经的病变及腹胀、便溏、纳差、恶心、呕吐等症状，并可出现女性月经不调、闭经、乳癖，男性睾丸胀痛、阳痿等症状，因此肝经郁热、气滞血阻、瘀血内结是脂肪肝发生发展的重要病机。其病位主要在肝，包括肝经，涉及脾胃。绝大多数患者以邪实表现为主。

肝为五脏之一，位于腹部，横膈之下，右胁之内，为魂之处、血之藏、筋之宗。肝属木，性喜条达，主动、主升。肝以血为体，以气为用，有"体阴而用阳"之谓。其主要生理功能是主疏泄、主藏血。其疏泄功能正常则调畅气机，气的升降出入运动正常，使气血和调，经络通利，脏腑、器官的活动也就正常和调，可促进脾胃的运化功能。肝的调节血量是以贮藏血液为前提的，而将藏于肝内之血输布于外周又须依靠肝的疏泄功能，故《血证论》说："以肝属木，木气冲和条达，不致遏郁，则血脉通畅。"故气血运行通利，脏腑经络功能正常，情志疏畅，血有所藏，魂有所舍，则脂浊、瘀血就不得积聚于肝，脂肪肝之疾亦无从得之。人身之病多由于郁，元代王安道在《医经溯洄集·五郁论》中说："凡病之起也，多由乎郁，郁者滞而不通之义。"朱丹溪在《丹溪心法·六郁》中云："气血冲和，万病不生，一有怫郁，诸病生焉，故人身诸病，多生于郁。"正常时肝主疏泄，调畅全身气机和情志，影响脾主运化和胃主受纳，且司藏血和调畅血行之职。若因饮食失节、过食肥甘厚腻或饮酒过度，致湿热酒毒内蕴，或情志失调、肝失疏泄，或外界湿热毒邪直犯于肝脏，或年老体衰、病后体弱、正气不足、肝体失养或脾胃失健、土壅木郁,或他病及肝等原因,均可影响肝的正常生理功能。而肝喜条达疏畅,忌怫郁,失调则最易肝气郁滞。肝气郁滞则脏腑气血津液皆受其害,其为病繁杂,变证多端,为百病之始,诸郁之首。"气郁久则必见热,热郁则津液耗而不流,升降之机失度,初伤气分,久延血分"(《临证指南医案·郁证》),即气郁日久则可生热,郁热日久则可伤及整个肝经甚至连累他脏他经。同时,肝以血为体,以气为用,气郁不达,气病及血,可致气滞血瘀,且"气有余,便是火",火为热之极,火热煎熬血液亦可成瘀,如王清任《医林改错》所云:"血受热则煎熬成块。"瘀血既生,肝又为藏血之脏,则积聚于肝,故《灵枢·邪气脏腑病形》云:"邪之中人脏奈何……若有所大怒,气上而不下,积于胁下则伤肝。"《灵枢·五邪》又说:"邪在肝,则两胁中病……恶血在内。"《医学发明》说:"血者,皆肝之所主,恶血必归于肝。不问何经之伤,必留胁下,盖主血故也。"这些均指出了肝病致瘀,瘀积胁下的病理特点。

张教授根据脂肪肝之病机,结合临床经验,提出清肝解郁、活血凉血、疏肝理气、化瘀散结的重要治法。清肝即清肝经之热,佐以凉血分之热。解郁则解气机郁滞,配合疏肝理气,再加上活血、化瘀、散结法的应用以及针对不同患者特殊病机采取恰当的辨证论治,使肝热得清,气得得解,血热得除,瘀血得行,积聚得散,终归肝气条达、疏泄正常,气血津液得以正常输布运行,脏腑、经络、组织、器官的功能得以正常运转,疾病得以痊愈。张教授创立基本方清肝活血饮,主要由决明子、柴胡、山楂、赤芍、川楝子、鳖甲等药组成,用于治疗以肝经热、气滞血阻、瘀血内结为主要病机的脂肪肝。临床一般常见肝肿大、胁肋疼痛或不适、暴躁易怒、恶心、纳差、呕吐、困乏、腹胀、小便黄、大便干溏不定但不爽、舌黯红或紫、苔黄厚腻,脉弦滑或弦数等症状、体征。方中决明子味甘、苦,性微寒,归肝、大肠经,既能清泄肝火,又能疏散风热,为治肝热或风热目疾的常用药;柴胡味苦、辛,性微寒,归肝、胆经,善条达肝气而疏肝解郁,是解肝郁、舒肝气的要药。两药合而为君,一清肝热,一解肝郁,共奏清肝解郁之效。现代药理研究表明,决明子、柴胡均可降低血浆胆固醇和甘油三酯,纠正脂质代谢紊乱,并有抗肝损伤的作用。赤芍味苦,性微寒,归肝经,既能清肝凉血,清血分郁热,又能活血祛瘀止痛,《本草求真》说:"白则能于土中泻木,赤则能于血中活滞。故凡腹痛坚积……因于积热而成者,用此赤芍则能凉血逐瘀。"山楂味酸、甘,性微温,归脾、胃、肝经,能入血分,善活血化瘀消肿,同时,其味酸而甘,微温不热,擅助脾健胃化积,促进消化。本品之性平和,故李东垣在《珍珠囊》中指出其"消食积而不伤于刻,行气血而不伤于荡";张锡纯谓山楂"苦以甘药佐之,化瘀血而不伤新血,开郁气而不伤正气,其性尤和平也"。遇久病顽疾属瘀血所致者,张教授每必用之。川楝子味苦,性寒,有小毒,归肝、胃、小肠、膀胱经,既能疏理肝气郁滞,又善调理脾胃滞气,为理气止痛之要药,且苦寒性降,兼能疏泄肝热,善治肝气郁滞或肝胃不和所致的胁肋、脘腹疼痛,疝气痛等症,尤以兼热象者较为适宜。以上诸药共为臣药,既助君药清肝泄热、疏肝理气解郁,又能加强活血祛瘀凉血之力,且有一定的散结止痛之功,诸药相合,君臣相助,药力更加精专。现代药理研究证明,赤芍、山楂可显著降低血浆总胆固醇,赤芍还可明显保护肝细胞,有较强的抗凝血、防止血栓形成、改善肝脏微循环的作用。鳖甲味咸,性寒,归肝经,为血肉有情之品,可滋肝阴、潜肝阳、清肝热,且其味咸,功擅软坚散结,醋炙力更强,配伍活血祛瘀之品则常用治心腹癥瘕积聚,在本方中为佐药,可增强全方活血破瘀、软坚消积之作用。本方中大部分药性沉重,难达病所,故用柴胡芳香疏泄,可升可散,清灵通透,又能起到引诸药入经的作用。《医学起源·药类法象》也说:"柴胡,少阳、厥阴引经药也。"全方君臣佐使,相得益彰,相辅相成,配伍精当,并紧紧围绕肝郁、肝热、气滞、瘀结的病机关键,且药少而力专,直达病所。

  临床若遇湿热较重者,可酌加茵陈、虎杖、大黄等;痰湿重者加陈皮、法半夏、通草等;肝郁明显者可加延胡索、乌药、荔枝核等;肝热甚者加夏枯草、羚羊骨;脾胃气滞者加砂仁、白豆蔻;脾气虚者加黄芪、党参、太子参等;肾虚者加桑寄生、续断、杜仲等;瘀血重者加桃仁、红花、莪术等,或虫类药如土鳖虫、乌梢蛇等逐脉络瘀血的药物。此外,张教授亦根据中医辨病论治并结合现代药理学研究成果,对血脂较高的患者在处方中适当加入有明显降血脂的中药,如泽泻、姜黄、绞股蓝、何首乌、山楂、郁金、荷叶等,或配合一些降血脂的西药。因人而宜,因病制宜,辨证论治,则疗效更佳。

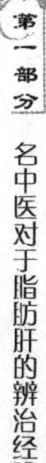

刘艳骄

脂肪肝从痰瘀论治

中医没有脂肪肝的病名,却有类似于脂肪肝的病症。根据其临床表现大多归属于"痞满"、"胁痛"、"痰痞"的范畴,与肝郁痰湿有关。中医学的"肝"与现代医学所称的肝有着明显的不同。中医学的肝不仅是一个解剖学的概念,同时也是一种病理生理学的概念。中医学认为,肝为五脏之一,居于右胁部,是人体重要而且最大的器官,与胆相表里。其阴阳属性为阴中之阴,又称为厥阴。肝具有主升发,喜条达,恶抑郁,体阴而用阳,主敷和,主怒的特性。其功能主要是主疏泄(包括调节情志,促进消化吸收,疏通气血,通利水道,调理冲任),主藏血(包括贮藏血液,调节血量),主藏魂,司生殖。肝开窍于目,主筋,其华在爪和发。肝应于春季,肝与厥阴经脉相连。引起肝病的主要病因有:寒邪侵袭,郁怒伤肝,他脏及病,气滞血瘀,药物影响。其发病的主要表现为筋脉爪甲的异常、头面及两目的异常、胸腹部异常、功能的异常,以及发病季节的特殊性。清代周学海《读医随笔》中说:"故凡脏腑十二经之气化,皆必借肝胆之气鼓舞之,始能调畅而不病。凡病之气结、血凝、痰饮、跗肿、臌胀、惊厥、癫狂、积聚、痞满、眩晕……皆肝气不能疏畅也。"指出肝胆气化失常是引起气郁、血瘀、痰饮等病症的关键。综合历代医家的认识:痰、饮、水三者互为因果关系,其产生虽然与脾、肺、肾三脏有关,但肝胆气机郁滞,亦可聚湿成痰,成饮成水。古代所阐述的痰证中四肢倦怠,体肥胖身重;七情抑郁,胸胁痞满;眩晕头风,纳呆食少等,多与脂肪肝患者所表现的症状有相似之处。

研究表明,脂肪肝的病因病机主要是:肝气郁结,疏泄失常,以致气机阻滞,横逆犯胃,气病及血,血流不畅而发为本证;当肝病传脾,脾失运化,水湿羁留,日久生痰,以致痰湿交结,内郁肝胆而成本证。而某些胸胁痛(如肝炎)患者,在病后过多地进食肥甘厚味,过分强调休息,滋生痰浊;又因胁痛日久,肝脾肾功能失调,痰浊不能及时排除,羁留体内,而成脂肪肝。因此,脂肪肝的治疗大多是以疏肝利胆、健脾化湿、祛痰散结为主,特别强调审证求因,辨证论治,辨病论治,重视改善体质,方能收到较好的效果。

【病案举例】

梁某,男,56岁,公司经理,身体肥胖。素来身体健康,嗜食肥甘,有嗜酒史。1998年10月18日初诊。患者因整日忙于应酬,每晚必饮酒,虽然酒量不多,但不得已也得饮用。近日来感觉体力不支,经常疲劳,头晕心悸,胸胁胀闷,纳呆,故前来就诊,查体:面色油华,目胞浮肿,皮肤目睛无黄染,腹平软,肝脾未扪及,肝区按之有轻压痛,口苦,不渴,两便调,睡眠不佳,舌淡苔黄腻,脉沉滑。血压150/90 mmHg,脉搏90次/分,心电图提示心肌劳损,B超提示重度脂肪肝图像。空腹抽血检查示:肝功能正常,胆固醇和甘油三酯升高,分别为17.8 mmmol/L 和4.62 mmol/L。诊断脂肪肝(痰浊内阻,气机不畅)。治则:行气活血,化脂消痰。治疗:降脂通络汤加减。泽泻30 g,荷叶10 g,明矾3 g,清半夏10 g,枳实10 g,水蛭6 g,柴胡10 g,木香10 g,蒲公英30 g,草决明25 g,泽兰10 g,郁金10 g。上方连续服用14天,症状明显好转,目胞浮肿有所减轻。于上方中加茯苓15 g,焦山楂10 g,再进14剂。三诊浮肿亦消退。建议将该药方加工成水丸,每日服用30~50粒,连续使用3个月后复查。经过半年的治疗,患者精神状态明显好转,脂肪肝减轻。又连续使用半年,另外每日用蒲公英10 g,荷叶10 g,泽泻10 g,开水泡当茶饮。嘱其注意饮食和加强运动锻炼。1999年8月16日诊:服药后,饮食睡眠正常,体力恢复,复查血脂,胆固醇6.91 mmol/L,甘油三酯3.2 mmol/L,B超提示轻度脂肪肝。守原方服用4个疗程。2000年6月3日诊:患者体重减轻6 kg,自我感觉良好,复查血脂,胆固醇5.73 mmol/L,甘油三酯1.55 mmol/L,B超提示正常。随访至2001年10月,精力感觉充沛,自我感觉良好,睡眠平稳,性事感满意。为了保健延年,仍坚持每日1次服用水丸30粒,作为日常保健之用。随访半年,脂肪肝基本消失。

对于脂肪肝的治疗,不仅要重视药物治疗,更重要的是注意饮食的调整,减少脂肪的摄入量,少饮酒,注意加强身体锻炼,方能使脂肪肝的治疗不出现反弹。

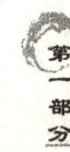

裴道灵等 中医辨证论治脂肪肝

脂肪肝在中医属"胁痛"、"癥瘕积聚"范畴,认为肝失疏泄、脾失健运、痰浊阻络、肝肾阴虚是本病的主要病机。目前脂肪肝在诊断、分型、疗效判定等方面还没有统一的标准,临床观察结果往往缺乏可比性。一般多按脂肪肝的总体特征、属性,采用辨病治疗的方法。观察中发现,肝郁脾虚型病例明显多于血瘀痰阻型和肝肾阴虚型;肝肾阴虚型病例多为体弱久病或伴有其他慢性相关疾患,疗效亦稍逊。值得注意的是大多数降脂药物具有促进血液中的脂质进入肝脏代谢排泄的作用,极易导致肝损害和肝脂肪沉积加剧,因此药物选择应更加审慎,相对而言中医药在这方面具有一定优势。

1. 临床资料

共观察 168 例,均为光华中西医结合医院脂肪肝专科、天山中医院肝炎科、华东医院中医内科门诊及住院患者。其中男 83 例,女 85 例;年龄最小 22 岁,最大 72 岁,平均 46.74±6.82 岁。排除肝癌、肝硬化、肝炎活动期病例。参照梁扩寰主编、人民卫生出版社 1995 年出版的《肝脏病学》,运用 B 超检查将脂肪肝分为 3°。轻度脂肪肝:近场回声增强,远场回声衰减不明显,肝内管状结构仍可见。中度脂肪肝:近场回声增强,远场回声衰减,管状结构模糊。重度脂肪肝:近场回声显著增强,远场明显衰减,管状结构无法辨认。

2. 辨证分型

按临床表现分为 3 型:

(1)肝郁脾虚型:右胁胀闷,脘闷食少,饥不思食或稍食即饱,体态较胖,动则疲乏,气短嗜睡,舌淡,苔白,脉弦或弦细。

(2)血瘀痰阻型:右胁隐痛或刺痛,可扪及癖块压痛,面色晦暗,胸闷不舒,脘腹痞胀,食少纳呆,舌质黯、苔薄黄腻,脉细涩。

(3)肝肾阴虚型:右胁隐痛,口渴欲饮,腰酸乏力,潮热心烦,常伴有慢性肝炎史或糖尿病史,舌红苔少,脉沉细或细数。

3. 治疗方法

口服中药每日1剂,连续治疗3个月。辅以低脂饮食,适度体育锻炼。

(1)肝郁脾虚型:治以疏肝理气,健脾和运。

柴芍六君子汤加减:柴胡6 g,白芍15 g,枳壳6 g,党参12 g,白术9 g,木香6 g,泽泻9 g,白及30 g,决明子30 g,炙甘草6 g,茯苓12 g,陈皮6 g。

(2)血瘀痰阻型:治以活血理气,化痰散结。

膈下逐瘀汤合四逆散加减:延胡索9 g,川芎9 g,五灵脂9 g,赤芍9 g,姜半夏9 g,柴胡6 g,甘草6 g,白芍12 g,陈皮6 g,白及30 g,决明子30 g,当归9 g,没药12 g。

(3)肝肾阴虚型:治以补益肝肾,活血和络。

一贯煎合六味地黄汤加减:南沙参9 g,枸杞子9 g,当归9 g,熟地黄12 g,川楝子9 g,麦冬12 g,山茱萸9 g,丹参9 g,陈皮6 g,白及30 g,决明子30 g,泽泻9 g,山药12 g。

4. 治疗结果

临床治愈:B超显示肝脏形态恢复正常。

显效:B超显示脂肪肝程度有轻度及以上好转。

有效:B超显示脂肪肝好转但未达到轻度程度。

无效:经治疗脂肪肝无好转或加重。

本组观察的有效率为92.86%,未发现明显的毒副作用。其中肝郁脾虚型有效率93.98%,血瘀痰阻型有效率92.16%,肝肾阴虚型有效率91.18%。经统计学处理,三型之间无显著性差异($P>0.05$)。

陈朝俊等 中西药合治脂肪肝

脂必妥胶囊为纯天然的以红曲为主要成分的调脂新药,临床证实其降脂效果确切,无明显毒副作用。肝苏颗粒是国家级肝病新药,主要成分是扯根菜,具有显著的保肝、降酶、退黄、健脾和抗纤维化的作用。临床报道肝苏颗粒降酶退黄疗效与甘利欣相仿,但在改善和消除慢性肝病的临床症状和体征、缓解腹胀等方面的效果,明显优于甘利欣。陈朝俊等将两药合用于脂肪肝的临床治疗,结果表明,不仅能显著降低血脂,而且在改善临床症状,恢复肝功能,改善肝脏B超积分状况方面都明显优于对照组。显示肝苏颗粒可改善肝脏,促进肝脏自身功能的恢复,与良好降脂作用的脂必妥胶囊合用于脂肪肝的临床治疗,具有明显的协同作用,是治疗脂肪肝的有效方法,值得推行应用。其远期疗效尚需进一步观察研究。

1. 临床资料

60例病例均为1999年9月至2001年9月肝病专科患者。随机分为两组:治疗组32例,男28例,女4例,平均年龄(41.5±9)岁,病程2~3年。对照组28例,男22例,女6例,平均年龄(49.5±10)岁,病程2~2.5年。患者临床症状主要表现为乏力48例(80.0%),肝区不适33例(55.0%),肝区疼痛28例(46.6%),腹胀22例(36.6%)。

诊断参照文献,结合脂肪肝的临床指标,制定如下标准:①B超检查。肝前后部回声差异,近场回声密集增强,而远场回声衰减;肝内管道结构特别是静脉变细不清;肝脏轻度或中度肿大。②CT检查。肝的密度普遍低于脾脏、肾脏和肝内血管的密度;肝/脾CT值<0.85;增强的肝内血管影显示非常清楚,其形态走向均无异常。符合B超、CT检查任何一项即可确诊,所有病例不包括急慢性肝炎患者。

2. 治疗方法

两组患者均服用脂必妥胶囊(成都地奥制药),2粒/次,每日2次,维生素B_6

30 mg/次,每日 3 次,治疗组加用肝苏颗粒(四川郎中药业)6 g/次,每日 3 次。3 个月为 1 个疗程。治疗期间全部患者均停服其他降脂、降酶药物,并嘱注意饮食控制及戒酒。

3. 观察指标

临床症状及体征,治疗前后各检测 1 次血清谷丙转氨酶(ALT)、谷草转氨酶(AST)、甘油三酯(TG)、总胆固醇(TC),治疗前后各检查 1 次 B 超,采用积分法评估。

4. 疗效标准

症状及体征消失,ALT、AST 正常,B 超检查肝脏形态及实质回声正常为痊愈;症状、体征明显好转,ALT、AST 正常或明显改善,B 超积分至少有 3 项指标,每项下降≥1 分为好转;未达好转标准为无效。

5. 治疗结果

治疗组对乏力、肝区不适、肝区疼痛和腹胀的改善有效率分别为 95.0%、85.0%、88.2%和 84.8%;对照组为 54.2%、36.8%、40.4%和 55.8%。在临床症状的改善方面治疗组显著优于对照组($P<0.01$)。

两组治疗前后 ALT、AST、TG、TC 变化明显改善。两组 B 超积分变化:两组患者治疗前后积分有不同程度的下降,其中治疗组治疗后积分(5.5±1.8)较治疗前(8.8±2.2)显著下降($P<0.01$);对照组亦有所下降,由治疗前的(8.0±2.5)下降到(7.8±1.2),但差异无统计学意义,两组治疗后相比,差异有显著性意义($P<0.05$)。

两组总体疗效比较差异明显。整个治疗过程中均未见明显毒副作用及胃肠道症状出现。

陈朝俊等认为肝苏颗粒(主要成分是扯根菜)对肝脏的保护作用,可以有效地改善脂肪肝患者治疗前后的血脂变化,对提高临床疗效十分有益。

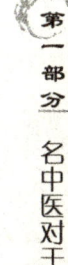

雷福云
Ⅱ型糖尿病并脂肪肝治宜健脾化浊

Ⅱ型糖尿病合并脂肪肝属临床常见病。以体形肥胖,乏力腹胀,口干便溏,舌质紫黯、边有齿痕、苔腻脉弦为特征。中医认为,本病以脾虚、痰湿、瘀滞为主要发病机制,其中以脾虚失运为本,痰湿、瘀滞为标。治宜健脾启中、祛浊扬清,使痰湿、瘀血得以化解,方可使血糖下降、脂肪肝消除。健脾化浊基本方中,黄芪、党参、茯苓、白术健脾益气,启动中枢,改善脾虚症状,降血糖,防止肝脏脂肪浸润,增强机体免疫功能;苍术、泽泻渗利湿浊,既降血糖,又化解肝脏脂肪;丹参、山楂活血通经,抑制血小板凝聚,改善微循环;玫瑰花、海藻利气祛痰、化瘀消肿、降脂提神;葛根升发脾胃清阳,可增强降脂功能;柴胡疏肝调经,理脾助运而畅气机,可活化肝脏功能。诸药合用,共奏益气健脾、助运化浊之功,故而取效满意。

本组56例均选自门诊首诊或中断降糖治疗2个月以上的患者,均符合1985年世界卫生组织(WHO)提出的Ⅱ型糖尿病诊断标准,并经B超、血脂、肝功能等辅助检查而确诊为脂肪肝。随机分为治疗组和对照组。治疗组38例,男25例,女13例;年龄35~65岁,平均54.3岁;病程6个月至16年,平均4.8年;伴有慢性乙型肝炎5例,高血压3例,冠心病2例,神经病变2例。对照组19例,男13例,女6例;年龄35~68岁,平均52.6岁;病程7个月至14年,平均5.1年;伴有慢性乙型肝炎2例,高血压2例,冠心病1例,神经病变1例。两组在性别、年龄、病程和并发症等方面,均具有可比性。

两组患者均按常规控制饮食,并发冠心病、高血压者加服心痛定10 mg/次,每日3次。

治疗组：以健脾益气、助运化浊为治则，基本方为茯苓、泽泻、海藻、葛根各 15 g，黄芪、生山楂各 30 g，苍白术、玫瑰花、柴胡各 10 g，丹参 20 g。加减法：偏郁热者加黄柏 10 g，栀子 12 g；阴虚者加枸杞子、玉竹各 15 g；气滞者加合欢皮 10 g，香附 15 g。每日 1 剂，文火浓煎 2 次，混合后共取汁 300 ml，分早、中、晚 3 次温服。服用中药汤剂期间，停用其他降糖、降脂中西药物。

对照组：口服优降糖 7.5～15 mg/d，或并用降糖灵(25～75 mg/d)，东宝肝泰片(每次 3 片，每日 3 次)。两组均以 1 个月为 1 个疗程，连续 2 个疗程后复查 B 超、血糖、血脂及肝功能，对照标准判断疗效。

疗效标准 显效：症状消失，空腹及餐后 2 小时血糖正常或较治疗前下降 50% 以上，B 超复查肝脏回声正常、轮廓清晰，血脂及肝功能均正常；有效：症状基本消失或明显减轻，空腹及餐后 2 小时血糖下降 30%～50%，但仍高于正常，B 超复查肝脏回声基本正常，血管欠清晰，血脂及肝功能仍有轻度异常；无效：治疗前后症状及各项检查结果均无明显变化。治疗组 38 例中，显效 17 例，有效 18 例，无效 3 例，总有效率为 92.11%；对照组 19 例中，显效 4 例，有效 9 例，无效 6 例，总有效率为 68.42%。两组疗效相比，治疗组优于对照组，且有显著性差异($P<0.05$)。

作者用健脾化浊方法治疗糖尿病性脂肪肝，既可以治疗糖尿病，又可以治疗脂肪肝，与对照组比较有显著性差异。

脂肪肝的灸治法(一)

灸法有通经扶阳、益气行气、散结活血、调和阴阳等作用，而且具有疗效好、针对性强、安全易行等优势。灸法治疗脂肪肝主要是通过调整患者的自身免疫力而起作用。灸法治疗时注意：颜面部、关节部、大血管表面不可施以瘢痕灸，孕妇的腹部及腰骶部慎灸；取穴要准确，体位要舒适，要掌握好施灸量；避免发生灸疮，古人为了预防灸疮，在艾灸时先用蒜片擦穴，采用隔物灸(蒜片、姜片等)也是预防灸疮的好方法；对热证患者慎用。

孙善坤
静滴黄芪治酒精性脂肪肝

酒精性脂肪肝主要是早期诊断及时治疗，立即戒酒也可以逐渐恢复正常。在综合治疗的同时，使用黄芪注射液，能够抗病毒，增强肾上腺皮质功能，并能升白细胞，保护肝脏和防止糖原减少，防止肝脏受肿瘤药物及肝炎病毒的损害，同时保肝、降血脂药物联合治疗，对酒精性脂肪肝起协同治疗作用。

1. 临床资料

本组150例患者中，治疗组88例，男84例，女4例。对照组62例，男60例，女2例。发病年龄均在35～70岁，平均年龄为42岁，所有患者均为饮酒后发病，饮酒史最短2年，最长20年，饮酒量每日在200 ml 48例，150～200 ml 102例。

150例患者合并酒精性脑病13例，胆结石16例，脾肿大18例，经统计学处理 $P>0.05$，差异无显著性，具有可比性。

实验室检查：150例患者入院后均做肝功能检查，黄疸指数升高55例，转氨酶升高68例，余皆正常。血脂测定120例，甘油三酯增高98例，胆固醇升高89例，γ-球蛋白升高77例。全部患者均做肝脏超声波显像检查，表现为声像图呈典型的脂肪肝样改变。主要有肝内点状高回声，呈明亮肝改变，肝后方回声衰减，肝内血管回声减少，门脉回声减弱。其中有2例呈弥漫性非均匀脂肪肝样改变，肝右后叶有一形态不规则、无占位性征象低回声区，余肝实质呈脂肪肝改变。

2. 治疗方法

两组患者来诊治后，立即戒酒及口服保肝药物如肝泰乐、维生素族药物、辅酶Q10，血脂高的患者服用降血脂药物。治疗组88例则加用黄芪注射液（成都地奥九泓制药厂）20 ml入10%葡萄糖250 ml静脉滴注15天，隔30天后再滴1个疗程。两组经用药治疗3个月后进行复查，进行疗效判定。

3. 治疗判断

治愈:经用药物治疗3个月后,脂肪肝症状和辅助检查均正常。

显效:治疗3个月后脂肪肝症状减轻或消失,辅助检查仍有部分异常。

无效:药物治疗3个月后症状无缓解,辅助检查异常。

4. 治疗结果

总有效率为治疗组99.1%,对照组83.5%,经统计学处理$P<0.05$,差异有显著性。随访1年,未见复发和加重,4例无效患者均在治疗过程中戒酒不成功而继续饮酒,影响了药物疗效。

静脉注射黄芪注射液治疗酒精性脂肪肝,可以很好地缓解因酒精蓄积而产生的脂肪肝,但一般来说,使用注射液要严格掌握适应证,以免发生不良反应。

脂肪肝的灸治法(二)

【取穴】曲池、合谷、大椎。

【操作】艾炷隔姜灸。取鲜姜1块,切成直径3 cm左右、厚0.3~0.4 cm的薄片,中间可以针刺几个小孔;然后将姜片置于拟灸的穴位上,将艾炷放在姜片上点燃,每穴各灸1~3壮(施灸时所燃烧的锥形艾团,称为艾炷,每燃尽1个艾炷,称为1壮),每日1次。

【功效】祛风、散热、通经。适用于脂肪肝伴有低热的患者。

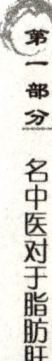

王传力等
妊娠急性脂肪肝急用凉血活血法

妊娠脂肪肝是发生于妊娠晚期的严重并发症,若治疗不及时,病死率极高。其病理改变是肝组织呈大量的小空泡脂肪变性,肝细胞呈泡沫状,细胞核仍然居中,病变多局限在肝小叶的周围,但是肝细胞的坏死和炎细胞浸润较轻。鉴于西药治疗本病的效果不理想,采用凉血活血法为主辨证施治,应用赤芍、丹参、葛根、丹皮、炒栀子、茜草为基本方,再根据患者的不同症情进行加减,取得了很好的疗效。

1. 临床资料

36例患者年龄24～39岁,平均27.6岁;孕34周者9例,35周者13例,36周者11例,37周者2例,38周者1例。孕次:第一胎者33例,第二胎者2例,第三胎者1例。

2. 治疗方法

在西医护肝、促进肝细胞再生、降低转氨酶、退黄、终止妊娠及对症支持疗法的基础上加用中药辨证施治治疗。中药基本方:赤芍60 g,丹参30 g,葛根30 g,丹皮20 g,炒栀子20 g,茜草20 g。皮肤瘙痒者加防风、地肤子、白鲜皮;胃脘胀满者加莱菔子或藿香、厚朴、白豆蔻;恶心呕吐重者加竹茹、半夏;纳差明显者加神曲、砂仁、山楂、鸡内金;肋胁痛剧者加郁金、川楝子、延胡索;有黑便、鼻出血者加云南白药、三七;便秘者加生大黄、元明粉,也可加益母草、泽兰或黄芩、茵陈。上方每日1剂水煎服,共治疗7～14天。

3. 治疗效果

治愈:临床主要症状(包括皮肤瘙痒、纳差、恶心、呕吐、鼻出血等)消失,总胆红素≤17.1 μmol/L,凝血酶原活动度正常(80%～120%)。

显效：临床症状消失或明显减轻，总胆红素≤51.3 μmol/L，凝血酶原活动度正常（60%～80%），谷丙转氨酶降至正常值的3倍以下(≤123 U/L)。

有效：临床主要症状有所减轻，总胆红素51.3～85.5 μmol/L，凝血酶原活动度正常（40%～60%），谷丙转氨酶降至正常值的3～5倍(123～205 U/L)。

无效：未达到有效标准。

本组经治疗治愈24例，显效8例，有效2例，无效2例，总有效率94.4%。

王传力等运用中药治疗妊娠脂肪肝取得了较好的效果，这种脂肪肝与一般脂肪肝有所不同，它往往与妊娠有明显的关系，终止妊娠以后，可以减缓疾病的严重程度。

脂肪肝的灸治法（三）

【取穴】肾俞、命门、太溪、三阴交、外关。

【操作】艾条温和灸。患者取合适体位，医者取艾条2根，将其一端点燃，双手同时灸肾俞、命门穴各10～15分钟；然后灸一侧太溪、三阴交穴各5～10分钟；再灸外关穴2分钟。下次灸另一侧太溪、三阴交穴，每日1次。

【功效】调整机体免疫力，提高人体抗病能力。适用于身体虚弱的脂肪肝患者，症见失眠眩晕，喜温喜按，腰膝酸软，身疲乏力，倦怠嗜卧，畏寒肢冷，小便频数，大便稀溏，阳痿遗精等。

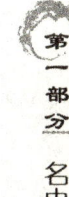

杨建辉

林鹤和辨治脂肪肝验案

林鹤和主任医师行医数十载,临床经验丰富,擅长治疗疑难病,其中治疗肝胆疾病更有独到之处,为全国第二批名老中医药专家学术继承指导老师。

林老认为脂肪肝多发于肥胖、长期嗜酒、过食肥甘厚味之人。主要病机为肝胆湿热、痰瘀互结。肝胆湿热、痰瘀互结的形成,林老认为有以下数端:脾胃虚弱,运化失健,湿邪内生,郁而化热;长期饮酒,偏食肥甘厚味,酿湿生热;肝炎患者,湿热未尽,又过食肥甘厚味,使湿热之邪中阻,损伤脾胃;运化失司,不能输布水谷之精微,湿浊凝聚而成痰,痰阻气滞,渐致血行不畅,脉络壅塞,痰浊与气血搏结于肝胆,日久而成脂肪肝。

脾虚失运为本病发病的内在基础,湿热中阻、痰瘀互结为脂肪肝的主要病机,故治疗以扶脾益气、清热利湿、理气化痰、活血化瘀散结为主。基本方:白参、黄芪、云苓、泽兰、赤芍、丹参、郁金、山楂、鳖甲、枳实、薏苡仁各15 g,怀山药18 g,乌韭30 g,法半夏、杏仁各10 g,甘草5 g。方中白参、黄芪、云苓、怀山药、薏苡仁健脾益气,淡渗利湿;乌韭降血脂,清热解毒利湿;郁金、枳实、法半夏、杏仁理气化痰;泽兰、赤芍、丹参、鳖甲活血化瘀散结。湿热重有黄疸者,加茵陈、车前草;大便秘结者,加大黄;大便稀溏、次数多,有慢性结肠炎者,加白头翁、秦皮;伴有脾阳不足者,加肉桂、炙甘草、叶下珠、半枝莲等。药物治疗的同时,必须坚决戒酒,严格控制高脂肪饮食,应以低糖、低脂肪、高蛋白及高维生素为饮食原则,选择适合自己身体状况的体育运动,合理减轻体重。脂肪肝痊愈后,以参苓白术散加减善后。

目前治疗脂肪肝,主要采取病因及支持疗法,但疗效不尽人意。林老采用健脾益气、清热利湿、理气化痰、化瘀散结等中医综合疗法,同时合理安排饮食,控制饮酒,调理情志,保持一定的体力消耗,治疗脂肪肝患者数10例,取得了满意的疗效,说明中医药治疗脂肪肝是大有前途的,值得进一步探索。

【病案举例】

例1 黄某,男,37岁,干部,1996年11月4日初诊。患者长期嗜酒,并喜食肥甘,1996年3月以来,食欲不振,腹胀,食后更甚;肝区隐痛,饮酒后为剧,神疲乏力,大便稀溏,小便黄。1996年7月查肝功能正常;B超检查肝肿大,下角变钝,脏面平直,肝内管道结构模糊不清,肝静脉显示狭窄,肝实质回声衰减,肝脏边缘显示不清,提示为脂肪肝。自服东宝肝泰等药治疗3个月,复查肝功能正常,B超提示脂肪肝无好转,故来我处求治。症见:身体肥胖,食欲不振,厌食油腻,右胁隐痛,胃脘部胀满,食后加甚,食油腻则恶心,大便稀溏,小便黄,舌质淡红,苔黄腻,脉弦滑。肝脏右胁下触及一指,质稍硬,轻度触痛。甘油三酯 2.36 mmol/L,胆固醇 7.1 mmol/L。诊断:脂肪肝。证属肝胆湿热,与痰浊瘀血搏结。拟健脾益气、清热利湿、理气化痰、祛瘀散结法。处方:白参、赤芍、白芍、鳖甲、枳实、郁金、北山楂、黄芪、泽兰、丹参、葛根各15 g,乌韭30 g,怀山药18 g,延胡索10 g,广木香9 g,甘草3 g。服药7剂,诸症明显好转。此方加减治疗3个月,症状消失,复查肝功能、血脂正常,B超示脂肪肝消失。

例2 黎某,男,53岁,干部,1996年10月10日初诊。患慢性结肠炎8年,长期大便稀溏,每日2~3次,腹胀,服黄连素、补脾益肠丸等则好转,饮酒及食油腻厚味则加重。近1年来,右胁隐痛,纳食不振,腹胀,有时恶心,神疲乏力,大便稀溏,小便黄,舌质淡红,苔黄腻,脉弦细滑。查肝功能正常,甘油三酯 1.82 mmol/L,胆固醇 6.2 mmol/L。B超提示脂肪肝,肠镜提示慢性结肠炎。证属脾虚湿热中阻,湿热与痰瘀搏结于肝胆。治以健脾温阳、清热利湿、化痰祛瘀法。处方:白参、白头翁、白芍、鳖甲各15 g,乌韭、蛇舌草各30 g,北秦皮12 g,焦山楂、玄胡、条芩各10 g,川黄连、肉桂、附子各5 g,甘草3 g。服药5剂,腹胀、便稀好转,纳食增加。以此方加减治疗3个月,继用参苓白术散加减治疗1个月,经B超复查脂肪肝消失。

例3 刘某,男,56岁,干部,1996年10月27日初诊。HBsAg阳性,由于过食营养及厚味之品,身体逐渐肥胖,1996年8月开始右胁隐隐胀痛,食欲不振,经常腹胀,厌油腻之物,神疲乏力,早上恶心,大便正常,小便黄,舌淡红,苔黄腻,脉弦细。肝功能检查:TTT 7 U/L,ALT 67 U/L,HBsAg阳性(滴度1∶2048)。B超提示脂肪肝。证属肝胆湿热未尽,痰瘀互结。治以清热解毒利湿、祛瘀化痰、疏肝软坚散结法。处方:白参、黄芪、云苓、叶下珠、泽兰、赤芍、丹参、鳖甲、山楂、茵陈各15 g,乌韭30 g,薏苡仁

18 g,柴胡、垂盆草、枳实、泽泻、法半夏、佩兰各 10 g,甘草 5 g。服上方 7 剂,症状好转。此方加减治疗 4 个月,肝功能正常,经 B 超复查脂肪肝消失。

杨建辉运用中医学的原理,认为脾虚失运为脂肪肝发病的内在基础,湿热中阻、痰瘀互结为脂肪肝的主要病机,故治疗以扶脾益气、清热利湿、理气化痰、活血化瘀散结为主,所以疗效明显。

脂肪肝的灸治法(四)

【取穴】气海、关元、血海、百会。

【操作】艾条温和灸。患者仰卧位,医者取艾条 2 根,将其一端点燃,双手同时灸,每穴各灸 6 分钟,每日 1 次。

【功效】补气养血,调和阴阳。适用于气血虚弱的脂肪肝患者。临床症见多梦易惊,心悸健忘,体倦神疲,语声低怯,纳食无味,或腹胀便溏,面色萎黄少华,舌质淡、苔薄白,脉象细弱等。

黄国毅等
剔络法治脂肪肝

针对脂肪肝的主要病理因素为痰瘀互结,采用剔络法治疗,剔络散中全蝎、白僵蚕、蜈蚣均为虫类药,功能活血化瘀、通络散结。现代药理研究发现全蝎有通络作用,能抗血栓形成,同时影响糖代谢,引起肝糖原及肌糖原的分解,增加糖原水解酶的活力水平,促进消化,使胃液的酸度和蛋白酶活力增加;白僵蚕有较强的抗凝血和降脂作用;蜈蚣抗衰老,能显著降低血清中过氧化脂质及肝、脑组织中脂褐质含量。故3味虫类搜剔药同用,可荡涤痰瘀,取得明显的临床效果。

1. 临床资料

本组56例患者均为门诊病例,凡经B超检查诊断为脂肪肝(肝区光点密集增强,后缘回声衰减,肝内管道显示不清或消失,并常伴有不规则的低回声区——局灶性脂肪堆积),肝脂肪浸润(肝区光点轻度密集、均匀,回声稍增强,肝内管道分布尚正常),即为治疗观察对象。其中男性38例,女性18例;年龄最小32岁,最大82岁;病程最短3个月,最长10年以上;脂肪肝42例,占75.00%;肝脂肪浸润14例,占25.00%。临床表现:20例无明显不适,占35.72%;乏力为16例,占28.57%;肝区不适及疼痛为18例,占32.14%;腹胀2例,占3.57%。血生化检查:肝功能异常者为39例,占69.64%;血脂升高者为40例,占71.43%。

2. 治疗方法

本组病例全部采用中医剔络法为主治疗,剔络散基本方:全蝎、白僵蚕、蜈蚣各1袋(江阴天江药业有限公司生产免煎制剂,全蝎1袋相当于生药3g,白僵蚕1袋相当于生药10g,蜈蚣1袋相当于生药1g),早晚吞服。如有ALT及AST明显升高者,加服保肝降酶中药煎剂,肝功能正常即停服煎剂。2个月为1个疗程,治疗1~2个疗程后统计疗效。全部患者在治疗期间停用其他降脂、降酶药物,提倡低脂、低糖、高蛋白饮食,并建议戒烟、戒酒,并进行适量运动。

临床症状:主要观察乏力、肝区不适、腹胀、大便失调(便溏或便秘)、口干口苦、纳差、头晕、耳鸣腰酸等症状,2周观察记录1次。肝功能:ALT、AST、ALP、GGT、A/G,每月检测1次。

血脂:TC、TG、HDL,2个月查1次。B型超声波检查:肝、脾B超检查,2个月查1次。

主要观察肝区不适、乏力、腹胀、大便失调等,根据1995年中华人民共和国卫生部制定发布的《中药新药临床研究指导原则(第二辑)》的中医证候分级,分4级,用无(－)、轻(＋)、中(＋＋)、重(＋＋＋)表示。

3. B超观察标准

轻度:近场回声增强,远场回声衰减不明显,肝内管状结构仍可见;中度:前场回声增强,后场回声衰减,管状结构模糊;重度:近场回声显著增强,远场回声明显衰减,管状结构不清,无法辨认。

4. 疗效标准

评估标准:①症状消失或显著改善;②B超显示分级标准减轻1级以上;③血清生化指标好转:肝功能恢复正常,血脂下降。

显效:以上3项全部成立;有效:以上3项有2项成立;无效:以上3项有2项不成立。

本组56例患者经1～2个疗程治疗后,35例显效,占62.50%;19例有效,占33.93%;2例无效,占3.57%。总有效率为96.43%。

治疗前后脂肪肝变化:56例脂肪肝中,34例转为正常肝,占60.71%;20例B超显示分级标准减轻1级,占35.71%;2例仍为脂肪肝,占3.57%;经Ridit分析,治疗前后有显著性差异($P<0.05$)。

谢绍武
谢老辨证施治脂肪肝

1. 肝气郁结

多为早期脂肪肝病变，症状表现为两胁隐隐胀痛、胁下有肿块感、腹胀不舒、脘痞便溏、嗳气频作、舌苔薄白、薄黄、脉弦细等，治宜疏肝解郁，健脾散结。方用柴胡疏肝散合金铃子散加减。药用柴胡、白芍、枳壳、甘草、香附、川芎、川楝子、延胡索、郁金、山楂、白术、莱菔子等治疗。

2. 肝郁脾虚

症状表现为纳差、腹胀不适、胸胁胀痛、大便不实或溏、精神不振、舌苔薄白、脉细弦等。治宜疏肝健脾、化瘀消导。方用柴芍六君子汤加减。药用柴胡、白芍、白术、茯苓、法半夏、陈皮、党参、郁金、山楂、麦芽、九香虫、薏苡仁等化瘀活络、理气渗湿等治疗。

3. 痰湿中阻

症状表现为体胖倦怠、面有油脂、头昏头重、胸闷作呕、胸胁隐痛、胁下有块、腹胀不适、厌食油腻、汗出乏力、大便油滑、小便混浊、舌质红、苔白腻滑、脉弦滑等。治宜理气化痰、祛湿泄浊，方用胃苓汤合涤痰汤加减。药用清半夏、茯苓、竹茹、枳实、陈皮、苍术、厚朴、泽泻、柴胡、枳壳、制胆星、木香、海浮石等祛湿泄浊为主治疗。

4. 肝瘀痰阻

症状表现为右胁刺痛，右胁下肿块，推之不移，局部钝痛或刺痛，体胖腹胀，舌质紫或有瘀斑点，脉弦涩。治宜活血化瘀、祛痰散结。方用消瘰丸合化积丸加减，药用牡蛎粉、玄参、三棱、莪术、香附、郁金、大贝粉、槟榔、海浮石、水蛭、泽兰、鸡内金、瓜蒌；苔腻滑重者加苍术、茯苓、菖蒲、胆草等燥湿祛浊等药物治疗。

5. 肝肾阴虚

症状表现为形体虚胖、肤粗、毛丛、面色油光、身倦乏力、手足心热、四肢微肿、肝区不适或隐隐刺痛、腹胀纳差、头晕目胀、口干口苦、心烦失眠、舌淡胖紫、苔薄腻、脉弦细等。治宜滋补肝肾。方用滋水清肝饮加减。药用生地、熟地、茯苓、丹皮、泽泻、山茱萸、怀山药、柴胡、枸杞子、当归、郁金等，大便干结加瓜蒌仁、麻仁；低热加地骨皮；脘腹胀甚加山楂、麦芽等滋阴健脾消导随证治疗。

脂肪肝病属于中医学中的"痞证"、"积聚"、"肝癖"范畴。因过食肥甘厚味、过度肥胖，或饮酒过度，或情志失调或感受湿热疫毒，或久病体虚以及食积气滞、疫气等引发。其病变部位与肝、脾、肾等脏腑密切相关，众多学者认为其发病机制是肝失疏泄、脾失运化、湿热内蕴、痰浊郁结、瘀阻血滞而最终形成湿、痰、瘀阻互结，痹阻肝脏脉络而形成肝体肿胀（脂肪肝）。本病病变在肝。肝主藏血，主筋的运动，主疏泄，主谋虑。肝居胁下，与足少阳胆相为表里。《金匮要略》认为"见肝之病，知肝传脾，当先实脾"，而中医所谓的"脾"是指以消化系统为主的综合免疫整体。中医学早在《黄帝内经》就有"五脏六腑皆禀气于胃"的认识，张景岳有"调脾胃即所以安五脏"之说。脾胃乃为后天之本，气血生化之源，故疏肝运脾、调理中州，乃为治疗脂肪肝之大法。

以上所述仅是脂肪肝常见的几种证型，因本病迁延日久，诸因交错、虚实夹杂、证候繁多，施治时还应随证分析、灵活辨证。脂肪肝是可防、可控制的疾病，通过祛除病因，如糖尿病、肝炎等，合理饮食，戒除烟酒，服用中药治疗，可取得较好的治疗效果。

脂肪肝的灸治法（五）

【取穴】肝俞、脾俞、昆仑、太溪、气海俞、太冲。

【操作】艾条温和灸。取艾条 2 根，将其一端点燃，双手同时灸，每穴各 4～6 分钟，每次灸 1 侧穴位，隔日 1 次。

【功效】疏肝、解郁、行气。适用于肝郁气滞的脂肪肝患者。症见腹胀，胁肋胀满，心烦易怒，面红口干等。

韦 清
韦氏食疗治脂肪肝

科学的饮食是治疗脂肪肝的重要环节,脂肪肝患者饮食应供应高蛋白质、适量脂肪和糖类。如摄入不含脂肪的食物,脂酸可从糖类及氨基酸前身物质合成。如摄入过多的糖类,可促进胰岛素的分泌,增加糖转化为脂肪。因此采用高蛋白质、适量脂肪和糖类这一食疗原则,有利于脂肪肝的治疗。

燕麦:含极丰富的亚油酸和丰富的皂苷素,可降低血清总胆固醇和甘油三酯。

玉米:含丰富的钙、磷、硒和卵磷脂、维生素等,均具有降低血清胆固醇的作用。

海带:含丰富的牛磺酸,可降低血及胆汁中的胆固醇,还含有食物纤维褐藻酸,可以抑制胆固醇的吸收,促进其排泄。

大蒜:含硫化物的混合物,可减少血中胆固醇和阻止血栓形成,有助于增加高密度脂蛋白。

苹果:因含有丰富的钾,可排除体内多余的钾盐,维持正常的血压。

牛奶:含有较多的钙质,能抑制人体内胆固醇合成酶的活性,可减少人体内胆固醇的吸收。

洋葱:所含的烯丙基二硫化物和硫氨基酸,不仅具有杀菌功能,还可降低人体血脂,抵抗动脉硬化,还含有激活纤维蛋白的活性成分,可有效地阻止血管内血栓形成所含的前列腺素,对人体有良好的降血压作用。常吃洋葱,可防止心血管病的发生。

番薯:是生理性碱性食品,能中和体内因食肉、蛋所产生过多的酸,保持人体酸碱平衡。含有较多的纤维素和胶原黏液,在胃肠中吸收较多的水分,润滑消化道,起通便作用,将肠道内过多的脂肪、糖、毒素排出体外,起到降脂作用。

另外,胡萝卜、菇类、花菜、向日葵籽、山楂、无花果、柠檬等都可起到降脂作用,脂肪肝患者不妨多吃。

此外,适量的运动也十分必要,运动以不感到疲劳为度。运动可以促进血液循环,促进肝脏的新陈代谢,增加机体热能的消耗和排除代谢产物而起祛脂保肝作用。

脂肪肝的灸治法(六)

【取穴】足三里。

【操作】取黄连粉适量,用生姜汁调匀如泥膏状,制成直径约 15 mm、厚约 3 mm 的薄药膏饼,放置于足三里穴上。点燃艾条,采用雀啄法一上一下地隔着药膏对穴位施灸,强度以局部有灼痛感为度。每穴每次灸 10~15 分钟,隔日 1 次,长期坚持定获良效。

【功效】健脾和胃,扶正培元。适用于各种脂肪肝患者。

刘 玉等

刘氏论脂肪肝食疗

脂肪肝为现代社会常见多发病,是多种病因导致的肝脏脂肪代谢紊乱所致的一组综合征,1.5%～8.0%脂肪肝患者可能转为肝硬化,故应早期诊治以阻止其进一步发展。饮食调整为治疗本病的基本方法,亦为预防和控制脂肪肝的重要措施。

一般措施以预防为先:酗酒及营养缺乏是引起脂肪肝的重要原因,故患者应戒酒,加强营养,保证足量的蛋白质摄入,同时应避免使用四环素、环己胺、蓖麻碱、吐根碱等药物。

加强锻炼:减肥对肥胖患者尤为重要,因此加强锻炼是防治脂肪肝的重要一环。体育锻炼强度应以患者能耐受为宜。可从小量开始,逐渐加大到每日打太极拳1小时,中速步行5～10公里。

积极治疗原发疾病:糖尿病及肝炎患者易合并脂肪肝,对这些患者应积极治疗,防止脂肪肝的发生。

饮食宜摄入足量蛋白质:可选用脱脂牛奶,蒸蛋白,少油豆制品如豆腐、豆腐片、豆腐丝及猪瘦肉,牛瘦肉,鱼、虾等。

限制脂肪摄入:应少食高胆固醇食品如脑髓、鱼子、肥肉、动物内脏等,蛋黄每日不应超过2个,以免增加肝脏负担。烹调时少用油或不用油,或只用少量植物油,如豆油、葵花籽油、芝麻油等,以保证低脂肪摄入。烹调方法忌用煎炸,可采用蒸、煮、炖、拌等少油或不用油的方法,如炖瘦肉、豆腐干丝、拌豆腐等,每日用油量不得超过10 g。

摄入充足的维生素:可选用各种新鲜绿叶菜,少吃或不吃含糖较多的土豆、胡萝卜、芋头、山药等,不用粉丝、芡粉等食品。部分食物如奶渣、兔肉、海米、干贝、淡菜及小米、荞麦面、芝麻、菜花、油菜、菠菜、甜菜头等对脂肪肝有一定疗效,可适当多吃。不宜使用葱、姜、蒜、辣椒、胡椒、芥菜、咖喱等对肝脏有刺激性的调味品,食盐的摄入每日应控制在 4~6 g。

食疗方：

(1)生山楂 30 g,每日煎饮代茶;或用山楂冲剂,每次 1 匙,每日 3 次冲服。

(2)饮茶,以龙井茶或乌龙茶为宜。

(3)蘑菇煮豆腐。

(4)紫菜蛋汤:紫菜 10 g,鸡蛋 1 只,按常法煮汤。

(5)浓海带汤或海带瘦肉汤。

(6)芹菜炒干丝。

(7)鲜荷叶一大张,切细丝,加水煎取药汁 200 ml,去荷叶渣后加入粳米 50 g,冰糖适量,加水如常法煮粥。

(8)大枣 1 枚,芹菜连根 20 g,煎汤代茶饮。

脂肪肝的灸治法(七)

【取穴】足三里、丰隆、三阴交。

【操作】取大黄粉适量,用生姜汁调匀如泥膏状,制成直径约 15 mm、厚约 3 mm 的薄药膏饼数枚,放置于足三里、丰隆、三阴交穴上,点燃艾条,采用雀啄法一上一下地隔着药膏对穴位施灸,强度以局部有灼痛感为度。每穴每次灸 10~15 分钟,隔日 1 次。

【功效】健脾祛湿。用于脾气虚弱型脂肪肝的患者。

顾良伯
顾氏营养与药膳辨治脂肪肝

1. 辨证论治

中医根据患者的不同征象,将脂肪肝辨证分型为肝郁气滞、气血瘀阻、痰浊内阻、正虚瘀结4型。

(1)肝郁气滞:胁肋胀痛,肝右肋下可触及质中、有叩击痛,乳房胀痛,脘闷食少,舌质淡、苔白、脉数。多为轻度或中度脂肪肝患者,治宜疏肝理气。

(2)气血瘀阻:肝脏肿大,疼痛拒按,面赤缕血丝,舌黯,边有瘀斑、瘀点,脉细涩。多为中度脂肪肝患者,治宜行气、活血、祛痰。

(3)痰浊内阻:肝肿大,胸腹闷胀,黏痰多,恶心呕吐,舌质淡,苔白,脉弦滑。多为中度脂肪肝患者,治宜化痰散结。

(4)正虚瘀结:肝脏肿大,疼痛明显,伴有压痛和反跳痛,肝掌、蜘蛛痣,脾脏肿大,性欲低下,极者腹水和双下肢水肿,舌质淡紫,脉细数或弦涩。多见于重度脂肪肝患者伴肝硬化,治宜气血双补,软坚散结。

2. 营养和食疗原则

脂肪肝除药物治疗外,必须纠正不合理的膳食结构和饮食习惯,供给合理膳食和选用合理的食物保护肝功能是治疗脂肪肝的最好办法。

供给合理的平衡膳食,调节三大代谢(蛋白质、脂肪、碳水化合物),控制总热量的摄入在1 500~1 800 kcal/d,其中蛋白质80~100 g/d,脂肪40~50 g/d,碳水化合物200~300 g/d,多食含纤维素丰富的食物。

适当增加运动,保持体能消耗平衡。同时要消除病因,忌食过甜、过油食品及烟酒,特别要控制主食的摄入量。

供给足够含必需氨基酸丰富的优质蛋白质,如鱼类、豆类及其制品等,可提供胆碱、蛋氨酸等抗脂肪肝因子,使脂肪变为脂蛋白,利于顺利运出肝脏,防止脂肪浸润,这对因蛋白质缺乏而发生的脂肪肝极为重要。多选用趋脂性食物,如蛋白、奶渣、兔肉、山楂、芝麻及新鲜蔬菜和水果。食物烹调方法宜多用蒸、煮、炖、炒、熬等。忌用动物脂肪、内脏、油炸和刺激性食品。

3. 家常食谱

(1)药膳

• 茴香芹菜饺子

茴香 100 g,芹菜 100 g,瘦肉 30 g,饺子皮 150 g,油盐调料适量。前三物洗净斩末,拌调料作馅包饺子食用。本药膳特点是舒肝理气。该食谱含蛋白质 29 g,脂肪 30 g,碳水化合物 76 g,钙 203 mg,磷 432 mg,铁 14 mg 及维生素等。

• 醋炝海带

海带 120 g,米醋 500 ml,橡皮 9 g。将海带及橡皮炝在米醋中 2 天后可食,每次服 6~9 g。本药膳特点是理气散结。海带 100 g 含蛋白质 8.2 g,脂肪 0.5 g,碳水化合物 54.3 g,钙 1341 mg,磷 221 mg,铁 122 mg 及维生素等。

• 柚子鸡

柚子 1 个,最好是隔年越冬,去皮留肉。雄鸡 1 只,约 1 000 g。鸡去毛内脏,将柚子肉放入鸡腹腔中,加清水适量炖熟饮汤吃鸡肉,每 2 周 1 次,连用 3 次。每日服用 200~300 g 鸡肉。本药膳特点是补益气血导滞开胃。500 g 鸡肉含蛋白质 100 g,脂肪 23 g,钙 22 g,磷 190 mg,铁 4.7 mg 及维生素等。

• 糖醋蒸鱼

青鱼 250 g,米醋 25 g,白糖、油等调料适量。鱼去鳞及内脏,加姜丝等调料蒸熟后,放入锅内,加糖醋调味、淀粉勾芡即可食用。本药膳特点是补气化湿,散瘀解毒。青鱼 100 g 含蛋白质 20 g,脂肪 4.3 g,钙 31 mg,磷 184 mg,铁 0.9 mg 及维生素等。

• 爆炒三鲜

芹菜 250 g,玉米笋 150 g,香蕈 20 g,油盐调料适量。香蕈泡洗好,芹菜洗净切段与玉米笋入锅,用植物油爆炒。本药膳特点是调中开胃,降压祛脂。该食谱含蛋白质 11 g,脂肪 1 g,碳水化合物 13 g,钙 430 mg,磷 234 mg,铁 33 mg 及维生素等。

• 茼蒿炒萝卜

白萝卜 200 g,茼蒿 100 g。萝卜洗净切条,茼蒿洗净切段,起油锅放入花椒 20 粒等炸焦黑捞出,加入白萝卜煸炒,等熟时加入茼蒿稍炒,调味食用。本药膳特点是理气宽中,温阳化痰。该食谱含蛋白质 2.6 g,脂肪 0.5 g,碳水化合物 12.6 g,钙 105 mg,磷 99 mg,铁 3 mg 及维生素等。

• 参芪首乌精

党参、黄芪、制首乌各 250 g,白糖 500 g。将党参、黄芪、制首乌洗净,用冷水浸透,加水煎汁,反复加水煎 3 次,3 次药汁混合,去药渣,继用武火烧开,再用文火煎熬浓缩至黏稠,停火,待温拌入白糖,把煎液吸净,混匀、晒干、压碎,装入瓶中待用。每日 2 次,每次 10 g,沸水冲服。本药膳特点是补气养血,补益下焦。本方含碳水化合物及微量蛋白质和无机盐等。

• 黄精党参煮瘦肉

黄精 10~30 g,党参 10~15 g,瘦猪肉 100 g。猪肉洗净切片与黄精党参同煮,加盐少许,食肉饮汤。每日 1 剂,连服 20 天。本药膳特点是健脾祛湿,宽中益气。猪肉 100 g 含蛋白质 16 g,脂肪 28 g,钙 5.5 mg,磷 103 mg,铁 1.25 mg 及维生素等。

(2)药汤(羹)

• 药汁鲫鱼汤

郁金、香附、当归、白芍各 9 g,橘叶 6 g,丝瓜络 200 g,活鲫鱼 100 g,油盐调料适量。前 6 味药水煎取汁,入洗净的鲫鱼做汤,调料调味食用,食鱼喝汤,每日 1 剂,连服 20 天。本药汤特点是理气解郁,养血柔肝。鲫鱼 100 g 含蛋白质 13 g,脂肪 1.5 g,钙 54 mg,磷 203 mg,铁 1.5 mg 及维生素等。

• 海带陈皮萝卜汤

海带 25 g,白萝卜 250 g,陈皮 2 片,调料适量。海带、萝卜洗净切丝,加入陈皮和水煮汤,调料调味,喝汤吃萝卜、海带,每日 2 次。本药汤特点是理气解郁。该食谱含蛋白质 4 g,碳水化合物 26 g,钙 460 mg,磷 140 mg,铁 31 mg 及维生素等。

• 山楂甲鱼汤

甲鱼 1 只,约 500 g(去头、内脏),生山楂 30 g。甲鱼、山楂共煮至甲鱼酥烂,去山楂,食肉饮汤,分数日服,每周 2 次。本药汤特点是行气活血,消瘀散结。甲鱼 100 g 含蛋白质 17.3 g,脂肪 4 g,钙 15 mg,磷 94 mg,铁 2.5 mg 及维生素等。

• 紫桃萝卜汤

紫菜、桃仁各 15 g,白萝卜 250 g,陈皮 30 g。紫菜撕碎,萝卜洗净切丝,陈皮切小块,共加水煮 30 分钟。去渣取水煎液 300 ml。将桃仁研粉冲入,调味服用,每日 1~2 次。本药汤特点是行气化瘀软坚。萝卜 100 g 含蛋白质 1 g,碳水化合物 5 g,钙 49 mg,磷 34 mg,铁 0.51 mg 及维生素等。

• 茼蒿蛋花汤

茼蒿 250 g,鸡蛋 2 只,生姜等调料适量。茼蒿洗净切段与生姜加水煮汤。待好时鸡蛋打散入汤,煮开调味服用。本药汤特点是养心益脾,祛痰和胃。鸡蛋 100 g 含蛋白质 14.7 g,脂肪 11.6 g,碳水化合物 1.6 g,钙 55 mg,磷 210 mg,铁 2.7 mg 及维生素等。

• 鸡丝冬瓜汤

鸡脯肉 250 g,冬瓜片 200 g,党参 3 g。上 3 味同放入沙锅加水 500 ml,加入调料,煮熟调味服用。本药汤特点是消肿利水,健脾减肥。鸡肉 100 g 含蛋白质 23 g,脂肪 2 g,钙 22 mg,磷 190 mg,铁 4.97 mg 及维生素等。

• 归参鳝鱼羹

鳝鱼 150 g,全当归、党参各 3 g,葱姜调料适量。鳝鱼洗去头骨,取肉切丝入锅,当归、党参用纱布包好与鳝鱼肉加水共煮,肉熟后取出药包,调味服用。本药汤特点是双补气血,补中益气。鳗鱼 100 g 含蛋白质 18.8 g,脂肪 0.9 g,钙 38 mg,磷 150 mg,铁 1.6 mg 及维生素等。

• 芹菜黑枣汤

水芹菜 500 g,黑枣 250 g。黑枣洗净去核,芹菜洗净切段共煮食。每日 1 次,连服 30 天。本药汤特点是滋补肝肾,降压祛脂。该食谱含蛋白质 14 g,脂肪 2 g,碳水化合物 68 g,钙 83.5 mg,磷 362 mg,铁 64 mg 及维生素等。低血压患者慎用此汤。

(3)药粥

• 梅花粥

红梅花 10 g,粳米 100 g。粳米煮粥,粥熟时加梅花再同煮。本药粥特点是清肝解郁。粳米 100 g 含蛋白质 7 g,脂肪 2 g,碳水化合物 76 g,钙 10 mg,磷 200 mg,铁 1.5 mg 及维生素等。

• 佛手粥

佛手 30 g(干品),粳米 200 g,红糖适量。佛手水煎取汁与粳米煮粥,加红糖食用。本药粥特点是疏肝行气和胃。粳米营养素含量同上方。

• 桃仁粥

桃仁 20 g,粳米 100 g,白糖适量。桃仁捣碎加水煎取汁待用,粳米淘净加水煮粥,待好后加入桃仁汁后再煮片刻,加白糖食用。每日 2 次,连服 15 天。本药粥特点是活血化瘀,通络止痛。粳米营养素含量同上方。

• 山楂合欢粥

生山楂 15 g,合欢花 30 g(鲜品 50 g),粳米 100 g,白糖适量。山楂、合欢水煎去渣留汁,与淘净的粳米煮粥,粥好后加入白糖稍煮片刻,即可食用。每日早晚 1 次,温热服用。本药粥特点是解郁安神,活血化瘀。粳米营养素含量同上方。

• 玉米粉粥

粳米 100 g,玉米粉适量。粳米煮粥,好时掺入玉米粉成糊状,稍煮片刻,即可食用。本药粥特点是调中养胃,降脂健身。粳米营养素含量同上方。

• 薏米赤豆粥

薏米 50 g,赤小豆 50 g,泽泻 10 g。泽泻水煎去渣取汁与赤小豆、薏米同煮为粥食用。本药粥特点是健脾利湿,消肿减肥。该食谱含蛋白质 17.5 g,脂肪 3.1 g,碳水化合物 63 g,钙 74 mg,磷 264 mg,铁 2.75 mg 及维生素等。

• 仙人粥（何首乌粥）

制何首乌 30 g,红枣 5 个,粳米 100 g,红糖适量。何首乌水煎去渣留汁与粳米、红枣加水煮粥,好时入红糖食用。本药粥特点是补气益精,养血安神。粳米营养素含量同上方。

• 枸杞女贞黄精粥

枸杞子 30 g,女贞子、黄精各 20 g,粳米 50 g。枸杞、女贞子、黄精水煎去渣留汁与粳米煮粥,温热服,每日 1 次,连服 30 天。本药粥特点是滋阴益气,降脂抗脂。粳米营养素含量同上方。

(4)药茶(饮)

• 郁金清肝茶

广郁金(醋制)10 g,炙甘草 5 g,绿茶 2 g,蜂蜜 25 g。上药加水煎,沸后再煮 15 分钟,取汁即可,频频饮服,每日 1 剂。本药茶特点是疏肝解郁,利湿祛痰。

• 佛手柑饮

柴胡 50 g,甘草 10 g,白茅根 50 g。上 3 味加水煎取汁,代茶频饮。本药茶特点是疏肝利胆,兼以解表。

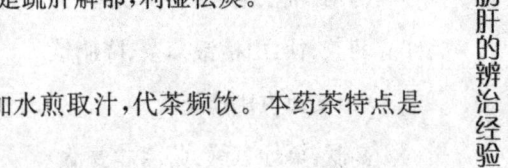

• 玫瑰花茶

玫瑰花瓣6～10 g。沸水冲泡玫瑰花代茶频饮。本药茶特点是舒肝解郁,理气止痛。

• 橘皮茶

鲜橘皮10 g。橘皮洗净切丝,沸水泡饮代茶。本药茶特点是理气解郁。

• 山楂银菊茶

山楂、银花、菊花各10 g。将山楂捣碎与银花、菊花水煎代茶饮。本药茶特点是化瘀消积,消脂减肥。

• 降脂饮

枸杞子10 g,首乌、草决明、山楂各15 g,丹参20 g。文火水煎,待汁约1 500 ml,储于保温瓶中作茶饮。本药茶特点是活血化瘀,轻身减肥。

• 茶叶茶

干荷叶9 g,(鲜品30 g)。将干荷叶切碎,水煎代茶饮。本药茶特点是祛脂减肥。

• 茯苓茶

茯苓5 g,陈皮、花茶各2 g。茯苓、陈皮水煎去渣取汁,冲泡茶叶代茶饮。本药茶特点是健脾利湿,祛痰减肥。

4. 按中医辨证分型选用食谱

(1)肝郁气滞选膳

药膳:茴香芹菜饺子、醋炝海带

药汤、羹:药汁鲫鱼汤、海带陈皮萝卜汤

药粥:梅花粥、佛手粥

药茶、饮:郁金清肝茶、佛手柑饮、玫瑰花茶、橘皮茶

(2)气血瘀阻选膳

药膳:柚子鸡、糖醋蒸鱼

药汤、羹:山楂甲鱼汤、紫桃萝卜汤

药粥:桃仁粥、山楂合欢粥

药茶、饮:山楂银菊茶、降脂饮

(3)痰浊内阻选膳

药膳:爆炒三鲜、茼蒿炒萝卜

药汤、羹:茼蒿蛋花汤、鸡丝冬瓜汤

药粥:玉米粉粥、薏米赤豆粥

药茶、饮:荷叶茶、茯苓茶

(4)正虚瘀结选膳

药膳:参芪首乌精、黄精党参煮瘦肉

药汤、羹:归参鳝鱼羹、芹菜黑枣汤

药粥:仙人粥、何首乌粥、枸杞女贞黄精粥

脂肪肝的灸治法(八)

【取穴】中脘、关元、气海、足三里

【操作】温灸盒灸。患者取仰卧位,医者选用大号温灸盒,将温灸盒放在患者中脘、关元、气海穴上,将艾炷点燃置于温灸盒内,同时灸15~20分钟;另取艾条2根,将其一端点燃,双手同时灸足三里穴10分钟,每日1~2次。

【功效】温阳健脾。适用于脾胃虚弱的脂肪肝患者,症见腹胀,腰膝酸软,身疲乏力,倦怠嗜卧,食入不化,腹痛等。

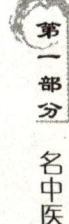

安丰香
脂肪肝的防重于治

中医学有"治未病"的预防思想,《素问·四气调神大论》中的"治未病",有未病先防,既病防变两重意义。目前脂肪肝尚缺乏明确的特效疗法,更显出预防的重要性。由于脂肪肝与生活习惯直接相关,因此,要重视饮食、行为调理,加强运动锻炼。

1. 生活调理

生活起居要有规律。要戒除不良生活习惯,如《黄帝内经》所载"以酒为浆,以妄为常,醉以入房,以欲竭其精,以耗散其真,不知持满,不时御神,务快其心,逆于生乐,起居无节"的不良习惯。坚持每天一定量的运动,早起而不贪睡,勤动而不贪坐,坚持餐后散步,尤其是晚餐后散步更为重要。

适量运动,必须因季节、因人而异。春天宜早起夜卧,广步于庭院之中;夏季必须勤于劳作,加大活动量,常泄汗于外;秋天必须收敛神气,使神志安宁,内润肺燥;冬天宜早卧晚起,以避其寒,必待日升光辉而作,以就其温。对中青年人,宜定期登山、游泳、长跑、郊游等;对老年人,宜参加交谊舞、舞剑等活动。

在生活调理方面,下列几个时期,最容易引起脂肪积累,必须加以注意。

(1) 儿童时期

儿童时期人体的脂肪细胞处于增生过程之中,此时期摄入过多热量,脂肪细胞大量增生并肥大,其数目远远超过正常人。在儿童时期一旦形成了脂肪积聚,造成肥胖,则较难以治疗。我国独生子女较多,长辈对孩子过度溺爱,大量摄入糖果、高脂食品、朱古力、果汁等高热量、高脂肪的食物,且不鼓励儿童参加体育活动,能量消耗减少。因此,儿童时期注意体重变化,注意饮食控制与体育活动相结合,是预防脂肪肝和肥胖发生的重要措施。

(2) 女性孕产时期

中国的传统是在女性孕产期间大量"进补",其中补品中常有高脂肪、高热量的食物,虽然女性在此时期确实需要一定的能量消耗,但过多摄入热量,则是脂肪肝、肥胖病发生最为直接的原因。且女性此时期体内内分泌功能变化较大,一旦不注意控制,即可发生肥胖。

(3)中年以后时期

男女中年以后,绝大部分过着安稳而美满的生活。且中年以后,人体内激素水平逐渐发生变化,若不注意饮食起居等调理,最容易发生脂肪肝。对男性来说,常见的是过量饮酒和进食高脂食物、夜宵。对女性来说,零食常是脂肪积聚最为关键的因素。

(4)疾病恢复期

人们多习惯于疾病恢复期进食大量补品,以补充体力消耗,增强机体免疫能力。如果一旦进补过量,且缺乏一定量的体力活动,就会造成摄入热量过多,形成脂肪积蓄,这也是脂肪肝形成的直接原因。如肝炎后脂肪肝就是典型的例子。

2. 饮食调理

饮良调理,又称饮食疗法,是中医学的特色之一。它是利用食药两用的中药品种,并配合人们日常生活习惯,寓食于治的一种治疗方法。中医学认为,肝为将军之脏,多易生火动风,故脂肪肝患者饮食应以清淡为上,忌辛辣刺激、肥甘酒酪食物。主要是控制高脂食物,提倡低脂、低糖、高蛋白、高纤维饮食。

脂肪肝的饮食疗法有多种,下面介绍几种供大家参考。

(1)大枣 1 枚,芹菜根 20 g,煎汤代茶饮用。

(2)鲜荷叶 1 张,切细片,加水煎汁,代茶饮用。

(3)常喝茶,以龙井茶或乌龙茶为宜。

(4)萝卜 300 g,大米适量,煮粥调味即可。

(5)紫菜 10 g,鸡蛋 1 只,按常法煮汤。

(6)南豆腐 50 g,鲜蘑菇 100 g,红枣 2 枚,文火煮 1 小时,调味即可。

(7)生山楂 30 g,每日煎水代茶。

(8)荠菜 60 g,淡菜 30 g,煮汤调味即可。

(9)桑白皮茶:以桑根白皮切丝备用,每次用 30 g,每日煎汤代茶。

(10)玫瑰花、代代花、茉莉花、川芎、荷叶各适量,每日 1 包,开水冲服。

(11)番泻叶、泽泻、山楂、草决明各适量,水煎代茶,用于胃热脾虚的脂肪肝者。

3. 精神调理

人的情志状况与疾病的发生和发展密切相关。突然强烈的精神刺激,或反复持续的精神刺激,可使人体气机逆乱,气血阴阳失调而发病。情志刺激可致正气内虚,外邪侵入而致病。在脂肪肝疾病过程中,情志因素占有非常重要的意义,如某些女性患者正是因为强烈的精神情志改变,或悲伤、忧郁等因素,暴饮暴食,过度地摄入高热量、高脂肪食物,造成肥胖、脂肪肝。现代医学证明,人体的精神情志强烈波动,会导致人体免疫功能低下和内分泌功能失调,体内激素水平紊乱,脂肪等物质的代谢失常,大量脂肪积蓄。

精神调理,主要是指调养心神,心境平稳,坚持治疗。保持心情舒畅与积极锻炼是相辅相成的。平衡精神心理,调理生活节奏,做到无病防病,增强体魄,适应自然,减少体内热量正平衡,消除多余脂肪,这些对脂肪肝的预防与治疗都有积极意义。

自编健肝保健操——抓挠

预备式:全身放松,两脚平踏于地,与肩同宽,目视前方。

第一节:两臂体侧下垂,半握拳,拳心向体,做抓挠动作,默数 99 次。

第二节:两臂体侧平举,仍是半握拳,拳心向下,再做抓挠动作 99 次。

第三节:两小臂向上,大臂放平,小臂与大臂成直角,拳心向内,做抓挠动作 99 次。

第四节:两臂向上伸直,大臂夹耳,拳心向内,做抓挠动作 99 次。

第五节:两臂体前下落,两拳与肩同宽,拳高与肩平,拳心向下,做抓挠动作 99 次。

第六节:两臂体前下落,下垂于身体两侧,拳心向内(同第一节),再做抓挠动作 99 次。

第七节:左脚收回,两脚并拢,两手胸前合十、互相揉搓 99 次。

第八节:两手下落重叠于肛脐(男左手在下、右手在上,女反之),闭目养神片刻,然后两眼慢慢睁开。

董汉良
脂肪肝的证与治

1. 病名试析

"脂肪肝"在中医文献中无此病名。根据脂肪肝的临床特征,有人将其归属于"积聚"、"痞满"、"胁痛"等病的范畴,但无具体所指。其实,根据脂肪肝的特定部位、临床特征、治疗方药,董汉良认为,脂肪肝似为《内经》所载的"肥气"。

《灵枢·邪气脏腑病形》中说:"肝脉微急为肥气,在胁下若复杯。"说明肝之积块在胁下,其状如复杯,名曰肥气,指出了病位、症状、病名。《难经》继承了《内经》的认识,并指出此病"连岁不已"。说明病程的形成和发展缠绵漫长。注释《难经》的唐代杨玄操认为:"肥气者,肥盛也。言肥气聚于右胁下,如复杯突出,如肉肥盛之状也。"描述了人体肥胖的特征。这些症状特征和其病在肝的记载与脂肪肝相一致,所以《内经》中说的"肥气"似为今指的"脂肪肝"。

肥气的治疗古有肥气丸,如东垣所定的肥气丸由柴胡、黄连、厚朴、椒目、昆布、皂角、干姜、巴豆、川乌、茯苓、人参组成,该方祛脂化痰,健脾疏肝。《三因极一病证方论》中的肥气丸由当归、莪术、三棱、青皮、铁粉、蛇含石组成,该方重在活血散结、疏肝理气。还有三因鳖甲丸专治肥气,由鳖甲、大黄、三棱、木香、桃仁组成,此方降脂活血,化痰软坚,药简效专,故列为肥气之专方。

以上诸方从不同角度治疗肥气,至今移用于治疗脂肪肝十分合拍。因为从脂肪肝的辨证分析,其基本病机为痰瘀互结,瘀血内结,肝郁脾虚。治当祛痰化瘀,疏肝健脾。从以上古方治疗肥气的药物分析,祛痰化瘀有昆布、皂角、巴豆、椒目、茯苓、三棱、莪术、桃仁、大黄、鳖甲等,疏肝健脾有柴胡、青皮、木香、人参、茯苓、干姜、黄连、厚朴等。因此从治方分析,现代医学所称的脂肪肝与古代记载的肥气基本一致,因此脂肪肝的中医病名以"肥气"较为妥贴。

2. 病机分析

脂肪肝病位在肝,病变为肝之积,古称肥气。肝主藏血和疏泄,起着贮藏血液和调节血量的作用。肝被脂肪浸润,肝中脂肪堆积,中医称为肝中痰浊。朱曾柏在《中医痰病学》中说:"血脂犹如营血津液……过量血脂实有类痰浊也。"肝中痰浊阻凝,失其疏泄、调畅之功,使其藏血和调节血量之功能受阻,导致血流瘀滞,而为瘀血,瘀血与痰浊胶结,而为痰瘀互结之变,这是肝内的病理变化。

肝体阴用阳,藏泄并主,刚柔相兼,与脾胃关系甚密。李时珍说:"风木太过,来制脾土,气不运化,积滞生痰。"若风木不及,木郁土虚,脾土失其健运,水湿酿而为痰,因此,张景岳说:"夫人之多痰,悉由中虚而然。""在脾者,以食饮不化,土不制水也。不观之强壮之人,任其多饮多食,则随食随化,未见其为痰也。惟其不能食者,反能生痰,此以脾虚不能化食,而食即为痰也。"所以痰浊之生,多因过食厚味,或醇酒癖饮,戕伤脾胃,脾虚失运,遂生痰浊,形成恶性循环。脂肪肝发病率的上升与肥胖、营养过剩、酗酒有着直接关系,这些都与脾虚肝郁有密切联系。这是肝脾之间的病理变化。

3. 证治经验

脂肪肝临床上分有症状与无症状两大类型。无症状的脂肪肝主要靠实验室检查,尤其是通过B超检查以明确其轻重程度,其他如血脂、肝功能测定,亦可用CT及肝穿刺检查。有症状的脂肪肝可根据临床症状进行辨证施治。然而两者之间并无绝然区别,无症状的脂肪肝一般为较轻度的脂肪变性,但通过四诊,尤其脉、舌亦可找出一定症状;有症状的脂肪肝一般为中、重度的脂肪肝,除按症辨证外,亦需实验室检查,以明确诊断。所以目前对有、无症状的脂肪肝在实验室检查B超首选的前提下,进行辨证施治,常见证型辨治如下。

(1)胃强脾弱型

饮食不节,嗜好鲜品,频繁应酬,喜食甘肥。常见胃里嘈杂难受。酗酒无度,喜饮乙醇含量高的白酒,甚者餐餐需酒,否则酒瘾难忍。大腹便便,犹如妇人十月怀胎,按之软绵,以脘腹为甚,四肢不见粗壮。面色油亮,轻度浮肿,大便次频,起床即欲上厕,大便完谷不化,懒惰乏力,精神不振,时有昏睡之感,尤其餐后更觉疲乏,动则气喘,胸闷心悸,舌淡质胖嫩,边有齿印,脉濡缓。在辨证上属胃强脾弱之证,经B超检查常为轻、中度脂肪肝。血脂检查常接近最高限值,肝功能常无变化,多见于男性青壮年,以从事脑力劳动的机关干部、经理、老板、营销员及诸多的单位领导为多。

【治疗】 清胃浊,健脾气,化痰瘀,疏肝郁。常用自拟的胃强脾弱汤(川连3 g,葛根30 g,藿香10 g,青蒿10 g,诃子炭10 g,蒲公英15 g,八月札10 g,炙甘草5 g)合自拟的护肝降脂汤(茵陈30 g,虎杖15 g,绞股蓝30 g,泽泻10 g,杞子20 g,丹参30 g,鳖甲10 g,三棱10 g,莪术10 g,陈皮5 g,炙甘草5 g,柴胡10 g,青皮10 g)加减:川连5 g,葛根30 g,藿香10 g,诃子炭10 g,茵陈30 g,虎杖15 g,绞股蓝,泽泻10 g,丹参10 g,陈皮5 g,炙甘草5 g。并嘱其节饮食,多运动,少饮酒。

(2)肝郁脾虚型

胸宇不畅,胁肋胀满,性格内向,少言孤语,时时嗳气,有时自言自语,常欲开窗敞门,时有捶胸打背之举,有时喜抽烟解闷,烟中喜放香料(薄荷油)。气短乏力,四肢倦怠,食少便溏,有时腹痛欲便,便时不畅,食后脘腹胀满,面目浮肿,腹部脂肪堆积,按之柔软,舌质淡,面无华,脉弦细而沉。在辨证上属肝郁脾虚之证。经B超检查常为中度脂肪肝,血脂常偏高,肝功能常见转氨酶偏高。多见于中、老年患者或伴有肝病(肝炎)患者。

【治疗】 疏肝郁,健脾胃,化痰瘀,软坚积。常用自拟护肝降脂汤(见前)。本方根据脂肪肝的基本病机,结合现代中药药理研究及本人治疗经验组方。方中茵陈、柴胡、青皮疏肝利胆,虎杖、绞股蓝、泽泻降脂化痰,三棱、莪术、丹参活血养血,陈皮、炙甘草健脾益气。绞股蓝为人参样五加科植物,既降脂又益气;枸杞子既降脂又养肝;鳖甲既养肝阴又软坚化积,与三棱、莪术起到化瘀散结的作用。所以本方凡脂肪肝患者皆可试用。

(3)肝脾血瘀型

有长期饮酒史或肝病史、糖尿病史,肝脾肿大,肝区压痛,面色黑滞,颈或面颊有红丝赤缕,脘腹胀满,大便不畅,矢气频频,乏力肢酸,纳食不化,喜食酸味之物,尿黄浊不清,时有牙龈及鼻出血,尤其劳累时多见。腰背酸胀,尤以近肝区为甚,素体肥胖(有的有家族史),肢体沉重,有时下肢浮肿,尤以下午为甚,晨起渐退,按之有指印。舌淡瘀有紫斑,脉沉弦。在辨证上属肝脾血瘀之证。经B超检查为重症脂肪肝伴肝纤维化(肝硬化)。肝功能出现蛋白倒置、转氨酶偏高等多项肝功能损害。多见于酒精中毒性肝病、乙肝、糖尿病、高血脂症的中、晚期患者。

【治疗】 化痰瘀,软坚积,健脾胃,养肝肾。常用自拟护肝降脂汤加减:茵陈30 g,

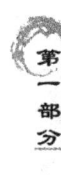

虎杖15 g,绞股蓝30 g,泽泻10 g,枸杞子20 g,丹参30 g,鳖甲10 g,三棱10 g,莪术10 g,地鳖虫10 g,黄肉10 g,墓头回30 g,槐米30 g,怀山药30 g,大腹皮10 g。若兼糖尿病加黄连10 g;伴有酒精中毒性肝病加砂仁5 g,葛花20 g,枸杞子20 g;伴有出血加三七粉3 g(吞服),仙鹤草30 g,白及10 g;水肿明显加玉米须30 g,益母草30 g,马鞭草30 g。伴肝硬化腹水另处一方,为逐水剂:冬葵子10 g,郁李仁10 g,玄明粉5 g(冲),大腹皮子10 g,番泻叶30 g(后下),陈葫芦壳30 g。二方交替使用。

炒洋葱防治脂肪肝

老人患脂肪肝大多是因为肥胖、偏爱肉食,所以饮食上应该控制总热量及脂肪、碳水化合物等的摄入量,避免脂肪在肝脏过多沉积。

脂肪肝是吃出来的病,那么要治好就要管好嘴。这里推荐一款适合脂肪肝老人的饮食。炒洋葱是一个非常简单的菜肴,取洋葱120克,调料适量,将洋葱切丝后放入锅中翻炒至熟即可。

这款菜肴适用于高血压病、高脂血症及肝内脂肪沉着的患者。

顾本宇等 顾氏中医药辨治脂肪肝

1. 临床资料

弥漫性脂肪肝患者50例,其中男38例,女12例;年龄38～62岁,平均50.8岁。有长期饮酒史者35例,平均每日饮酒100～250 ml,29例有长期嗜食肥甘厚味史。病程最短者半年,最长者10年,平均4.5年。全部病例均有肝区隐痛或钝痛、乏力、腹胀等症状,上述病例经空腹抽查血脂及肝功能,均有不同程度异常,均排除了HBV、HCV、HEV等血清标志物阳性。

2. 诊断方法

B超应符合肝脏前场回声增强增多,光点细而密呈"亮肝";后场回声衰减。CT显示肝密度减低,肝/脾CT值比<0.85。

3. 分级标准

轻度:肝大小正常,角度锐利,实质回声粗大致密、增强,后方回声无明显衰减,血管显示正常,脾大小正常。

中度:肝稍大,角度变钝,实质回声粗大密集增强,后方回声轻度衰减,血管变细,脾厚3.8～4.1 cm。

重度:肝大,角度圆钝,实质回声明显衰减,血管受挤压显示不清,脾厚>4.5 cm。本观察组选择患者时排除了轻度脂肪肝患者,50例患者中符合中度者33例,重度者17例。

4. 治疗方法

所有病例均服用软肝降脂汤(自拟):柴胡12 g,白芍12 g,草决明30 g,丹参15 g,枳实9 g,姜黄9 g,鸡内金15 g,山楂15 g。加减法:腹胀者加川朴12 g;胁痛者加元胡

30 g;便溏者加炒山药15 g。上药水煎服,每日1剂,分2次服。1个月为1个疗程。同时嘱患者禁酒及高脂肪饮食。

5. 评定标准

治愈:临床症状消失,实验室检查恢复正常,B超及CT检查提示肝脏脂肪样变基本消失。

好转:临床症状明显好转,实验室检查基本正常,B超及CT检查提示肝脏脂肪样变明显改善,B超分级可减少1~2级。

无效:临床症状及实验室检查无明显改变或恶化。

6. 治疗结果

治愈18例(36%),好转27例(54%),无效5例(10%),总有效率90%。实验室检查治疗前后相比差异有显著意义($P<0.05$ 或 $P<0.01$)。

脂肪肝的形成,主要由于营养过剩或不良、饮酒过度等因素造成,而饮酒过度在近些年来已成为最常见的因素,本组50例患者中35例有长期饮酒史。上述因素可致使脂质代谢异常,从而使肝脏贮脂细胞内脂肪沉积过多,进而引起肝脏细胞破坏和形成纤维化,使肝功能出现异常和脂质代谢进一步紊乱。西医治疗一般采用控制饮食,戒酒及应用降酶、降脂等疗法,疗效多不肯定。脂肪肝在中医属"胁痛"、"痞癖"范畴,主要由于嗜酒及嗜食肥甘厚味,脾被湿困,痰湿内生,阻滞气机,痰阻血瘀,结于胁下而为癖块,故治疗当以理气行瘀化痰为主。

顾本宇等根据中医临床实践,结合现代中药药理学研究的成果,拟成软肝降脂汤,方中柴胡、枳实理气化痰,白芍柔肝止痛,丹参、内金、山楂活血软肝。现代研究证实,柴胡、山楂、草决明具有降血脂、抗脂肪肝的作用;丹参、内金有抗纤维化的作用。诸药配伍,治疗脂肪肝可发挥降酶、降血脂、抗纤维化的作用。通过本组的临床观察表明,本方能明显改善患者的症状、体征及有关的实验室检查指标,其具体作用机制,尚需进一步的研究。

赵晓威等
中医药辨治脂肪肝与高脂血症

脂肪肝是由多种疾病和病因引起的肝脏脂肪变性。高脂血症所致脂肪肝为非酒精性脂肪肝。高脂血症指血浆中胆固醇（TC）或/和甘油三酯（TG）水平升高，是脂质代谢紊乱的一种常见病，为动脉粥样硬化、冠心病、脑血管病的主要危险因素，与脂肪肝的发生亦密切相关。脂肪代谢紊乱，过量的脂肪在肝内持久积聚，导致脂肪肝。随着高脂血症发病率的上升，高脂血症所致脂肪肝的比例越来越大。据统计，脂肪肝中1.5%～8.0%的患者可发展为肝硬化。故脂肪肝与高脂血症的关系已引起人们重视，以往已有一些报道。

脂肪肝的流行与高脂血症相关脂肪肝的流行相关，有多种因素，如肥胖症、糖尿病、脂肪肝家族史，以及嗜酒、高脂蛋白饮食、临睡前加餐、睡眠过多或白天经常瞌睡等，均是脂肪肝的危险因素。

有人分析182例老年脂肪肝，发现肥胖症、高甘油三酯血症、Ⅱ型糖尿病是主要病因。对624例老年机关干部检测，发现156例老年脂肪肝，占25.0%，该组TG平均为3.7 mmol/L，明显高于对照组；高密度脂蛋白（HDL-C）0.6 mmol/L，明显低于对照组。有人把1 674例高级知识分子分为肥胖组和非肥胖组进行检测，发现肥胖组高脂血症并发脂肪肝的发病率为47.0%，非肥胖组高脂血症并发脂肪肝的发病率为7.5%。说明体重正常的高脂血症，脂肪肝发病率较低，肥胖伴高脂血症更易引发脂肪肝。高脂血症是脂肪肝流行的相关因素之一。

有人对127例脂肪肝患者进行检测，肝功能异常42例（占33.1%），多为轻、中度转氨酶升高，以酒精性脂肪肝明显；多伴血脂升高，肥胖性脂肪肝患者肝功能异常明显。

脂肪肝与高脂血症相关脂肪肝发病的相关因素有：肝脏脂质代谢障碍、胰岛素抵抗、细胞色素 CYP_2E_1 和 CYP_4A 的作用、氧应激和脂质过氧化反应、免疫反应、遗传因素等。

脂肪肝患者肝内大量脂肪堆积并释放出过量的未酯化脂肪酸（NEFA，TG 的前驱物质），NEFA 的增加导致肝内合成 TG 的增加。脂肪肝的发生，主要因为肝细胞内各种形态脂肪酸大量蓄积所造成，其中主要是 TG。选 123 例脂肪肝，以非脂肪肝 88 例对照，脂肪肝组 TG 升高 33 例（占 26.8%），与对照组相比，有显著性差异（$P<0.05$），说明脂肪肝的形成与血脂含量增高尤其 TG 升高有关。

有人对 491 例患者检测，血脂升高者占 60.5%，脂肪肝的发病率随着高脂血症发病率的增加而升高，二者存在高度相关性（$P<0.01$）。提出高脂血症是动脉粥样硬化的物质基础和主要原因，同时也是脂肪肝的主要原因之一。但也有 40% 的脂肪肝者血脂在正常范围内，说明脂肪肝肝外的发病是复杂和多因素的。有人发现脂肪肝组血浆肝脂酶（HL）、脂蛋白脂肪酶（LPL）活性较其他组降低（$P<0.05$），含量无明显差异（$P>0.05$）。LPL 与 HL 是血循环中与内源性 TG 代谢有关的两种关键酶。LPL 主要分解乳糜微粒和极低密度脂蛋白（VLDL）中的 TG，在脂蛋白之间转移 TC、磷脂及载脂蛋白，代谢后的 VLDL 转变为中密度脂蛋白。HL 存在于肝内皮细胞表面，参与 IDL、LDL 转变过程，分解后的 IDL 被肝细胞摄取，亦能选择性地分解高密度脂蛋白-2（HDL-2）中的磷脂和 TG，使 HDL-2 向 HDL-3 转化。这两种酶活性的降低可引起高脂血症。高脂血症导致脂肪肝可能与这两种酶活性的降低有关。脂肪肝、高脂血症发病的原因还不完全清楚，但认为二者是互为因果、互相影响的。肝脏在脂类的消化、吸收、分解、合成及运输等过程中起着重要作用，是内源性血脂和脂蛋白合成及其代谢的主要器官，肝外组织的 TC 主要由 HDL 携带通过 HDL 受体途径进入肝脏代谢。当高脂血症导致肝组织被脂肪堆积、浸润变性时，会使血脂代谢和脂蛋白合成障碍，尤其是 HDL 合成减少。肝细胞被浸润变性，同样使肝脏生成 VLDL 障碍，导致肝内的脂类不能以脂蛋白形式运出肝脏，造成 TG 在肝内堆积，形成和加重脂肪肝。一旦形成脂肪肝，因肝功能障碍，会加重脂类代谢紊乱，使高脂血症加重，病情更为复杂，因此临床上要考虑到它们的关系。中医认为高脂血症属"痰浊"、"血瘀"，发病与肝、脾、肾三脏关系密切。脂肪肝属于中医的"积证"、"瘀证"、"痰证"，病变部位在肝，与胆、脾、胃、肾密切相关，病机主要责之于痰瘀互结、气滞血瘀。高脂血症痰滞导致血瘀引起脂肪肝。高脂血症、脂肪肝均与"痰"、"瘀"有关，发病涉及肝、脾、肾，但后者主要在肝。

高脂血症、脂肪肝的诊断和高脂血症的诊断主要靠实验室检查,其中最主要是测定血浆(清)总 TC 和 TG 浓度。诊断标准可参照卫生部 1995 年制定的《调整血脂药物临床指导原则》标准,在正常饮食情况下,2 周 2 次血清 TC 均≥6.5 mmol/L,或 TG≥1.54 mmol/L,或 HDL-C 男≤1.04 mmol/L,女≤1.17 mmol/L,即可确诊。脂肪肝的诊断包括生化检查(转氨酶、血脂)、影像学检查(B 超、CT、核磁共振)、肝活检等。

一、脂肪肝的治疗

1. 降血脂西药治疗脂肪肝

脂肪肝与高脂血症关系密切,降血脂药物对脂肪肝的影响引人注目。许多降血脂药可能趋使血脂更集中于肝脏进行代谢,反而促使脂质贮积并损害肝功能。烟酸类,弹性酶及苯氧乙酸类中的安妥明、苯扎贝特等降脂药具有潜在的肝毒性,有降低糖耐量及升高血尿酸等不良反应,而肝内脂肪沉积无改善甚或加重。最近研究发现,HMC-C、CoA 还原酶抑制剂辛伐他丁可抑制肝 Ito 细胞的增生,而且可显著改善持续饮酒的脂肪肝患者的肝功能及血脂代谢紊乱。普伐他丁可显著降低高脂饮食性高脂血症和脂肪肝家兔的血脂水平,肝内脂肪沉积亦有所改善。有研究显示,以降低血 TG 为主的贝特类降脂药——苯扎贝特,虽能显著降低高脂饮食饲养大鼠血液 TG 和总 TC 水平,但血清转氨酶和肝匀浆 TG 含量均较模型对照组呈升高趋势,并且两组大鼠肝组织学改变基本相似。提示苯扎贝特虽能有效降低血脂,却无助于肝内脂肪沉积的消退,且长期大量使用还有肝毒性。

为了探讨他丁类降脂药对高脂血症、脂肪肝的防治作用,18 只高脂饮食饲养家兔被随机分为 3 组,即模型对照组、普伐他丁组、普伐他丁加维生素 E 组,观察 10 周。结果与模型组相比,两个治疗组血清和肝匀浆 TG、TC 含量均显著下降,但肝脂肪变性程度仅稍减轻,血清 AST 在普伐他丁组呈升高趋势,在普伐他丁加维生素 E 组有恢复正常倾向,后者肝病理学改善程度略优于普伐他丁组,但是两个治疗组间各项指标均无显著性差异。因此,常规降血脂药物对脂肪性肝病防治的利弊至今尚无定论,目前认为不伴有高脂血症的脂肪肝无须应用降血脂药物治疗,而有高脂血症的脂肪肝仅在综合治疗的基础上慎用降血脂药物,并密切监测肝功能。

2. 中药治疗脂肪肝

有人提出中医治疗高脂血症有益气健脾、祛瘀降脂法,化痰(祛痰)、活血降脂法,滋补肝肾降脂法、滋肝补肾、活血降脂法、滋肝补肾、祛瘀清热、利湿降脂法和清肝利湿降脂法等。清肝利湿降脂法适用于高脂血症伴有脂肪肝,症见形体肥胖,口干口苦,胁肋胀满或疼痛,头晕心烦,舌质红,苔厚腻而滑。常用药物有茵陈、山栀子、黄柏、泽泻、龙胆草、黄芩、山楂、草决明、郁金等。很多治疗脂肪肝的方药对血脂升高疗效较好。

(1)复方

• 分消肝脂灵

176例患者随机分成2组,治疗组88例肝功能异常者,采用自拟分消肝脂灵(黄芪、枸杞子、何首乌、山楂、昆布各30 g,海藻、泽泻、丹参、核桃肉、杜仲、茯苓、茵陈各20 g,柴胡、败酱草、白术、皂角刺、水蛭各10 g)治疗,每日1剂;对照组88例,用非诺贝特、藻酸双酯钠、维生素 B_1 治疗,5天为1个疗程并评定B超下肝内脂肪浸润程度及血脂等。结果治疗组总有效率为96.6%,对照组为59.1%,$P<0.01$。

• 健脾活血方

用健脾疏肝化瘀法组方,治疗40例脂肪肝患者(治疗期间停用其他保肝、降酶、降脂药物)。结果治疗后体重指数明显下降($P<0.05$),ALT、AST、GGT、TG、TC等明显下降,总有效率80.0%。

• 化浊降脂方(黄芪、陈皮、苍术、茯苓、泽泻、丹参、莪术、赤芍、姜黄、生山楂、何首乌、枸杞子)

治疗脂肪肝58例,降血脂作用明显,尤其在2个月后降低TC、TG和升高HDL-C明显。治疗1个月后降低TG和升高HDL-C与对照组比,$P<0.05$;2个月后降低TC、TG和升高HDL-C与对照组比,P均<0.05。临床治愈21例(占36.2%),显效26例(44.8%),有效8例(13.8%),无效3例(5.2%),总有效率94.8%。

(2)中成药

• 脂肝宁

用脂肝宁口服液治疗脂肪肝98例,对照组50例,两组均以6周为1个疗程。结果治疗组显效率66.3%,总有效率90.8%;对照组显效率22.0%,总有效率68.0%。经统计学处理,两组疗效有明显差异($P<0.05$)。实验证实该药可降低血清TC、TG、LDL-C、VLDL,还可治疗高脂血症,是理想的治疗脂肪肝和高脂血症的药物。

二、中药药理实验

有研究认为绿茶预防脂肪肝发生的机制,在于茶叶可防止烯酸及中性脂肪在肝脏中的沉积。肝脂平(柴胡、丹参、茵陈等)能使血脂及肝脂降低,尤其是TG更为明显,其机制是通过疏通肝脏气机、增强肝脏功能、加速脂质的转化与排泄、调整脂肪代谢,从而达到清除肝内脂肪的目的。肝脂乐胶囊(泽泻、山楂、草决明等)对大鼠脂肪肝及高脂血症模型具有明显降低 TG、抑制脂肪在肝脏沉积的作用,同时对脂肪肝患者具有改善血液流变性的作用。以壳聚糖为主,配合传统中药何首乌、人参和牛膝的复方,可明显降低四氯化碳肝损伤合并脂肪肝大鼠肝组织中 TG、总 TC 含量,使肝细胞中脂滴减少。说明该方可保护肝脏,提高肝抗氧能力,促进脂质过氧化与转运功能,对脂肪肝有明显的预防作用。舒肝脂胶囊(蒲黄、泽泻、郁金、决明子、柴胡等)治疗高脂血症性模型大鼠及脂肪肝大鼠,与模型组、脂必妥组比较,能显著升高血清 HDL-C($P<0.05$),显著降低 TC、TG,用药后,肝脏脂滴小,接近正常组织。其作用可能与抑制外源性脂类的吸收,抑制 TC、TG 的合成,影响脂质的分泌、运转与清除,促进 TC 的排泄,清除肝脏脂肪代谢,改善肝内脂质代谢有关。

有研究观察熊去氧胆酸对高脂饮食诱发肥胖高脂血症性脂肪性肝炎大鼠的影响,发现可降低血清 TC、TG、FFA 含量,使 ALT、AST 降低,减轻肝组织脂肪变性程度。牡蛎可降低血脂,调整肝脏脂肪代谢,促进疾病恢复。

高脂血症与脂肪肝密切相关,但不是脂肪肝惟一的发病因素。二者有许多方面存在共性,但有其自身的发病因素和治疗特点。二者均有血脂升高的表现,但脂肪肝以 TG 升高为主;诊断均需检测血脂,但脂肪肝需综合其他项目(如转氨酶、B 超等)才能确诊。降血脂西药对肝脏有一定毒性,且对脂肪肝的疗效尚无定论,故对高脂血症性脂肪肝应在综合治疗的基础上慎用降血脂西药。治疗脂肪肝中药单方、复方很多,法则大致有补益肝肾、化痰祛瘀和疏肝健脾、化痰祛瘀及疏肝活血、健脾除湿等法,降血脂疗效较好,但临床治疗试验欠严谨,缺乏统一的测试手段和疗效标准。

秦应娟等 五法论治脂肪肝

1. 益气健脾,清热利湿以化浊

嗜食肥甘厚味、饮酒过度或感受湿热之邪是脂肪肝的外因,也可因素体禀赋、形体肥胖等原因导致湿热内蕴、脾失健运,因此脾虚失健是脂肪肝最基础的病理变化,是该病发生发展的基础。"脾为后天之本",脾运失健常可导致变证,影响脏腑气血功能,此类患者初时可能无明显临床症状,继而常表现为疲倦乏力,纳呆食少,恶心欲呕,胸脘胀满或口苦而黏,渴而不欲饮,心中懊侬,便泻不畅,舌质红,苔黄腻,脉濡数,法当健脾益气以治本,兼清热利湿以化浊。方选连朴饮、五苓散加味。常用药物:黄连、山栀、芦根、厚朴、石菖蒲、法半夏、泽泻、山楂、猪苓、茯苓、神曲等。

2. 清肝泻热,疏泄肝胆以保肝解毒

肝失疏泄是脂肪肝患者常有的病理变化。此类患者或由饮食不节、嗜肥甘辛辣、烈酒成性,湿热内蕴,土壅侮木,或因情志郁结化火,木郁土壅,终致湿热蕴结肝胆,肝胆失于疏泄,肝脾同病,产生种种临床表现。症见胁肋胀痛或灼痛隐隐,腹胀不适,胸脘痞闷,身重乏力,肠泻便溏,纳呆,烦闷难眠,小便黄赤,舌质红、苔黄或腻,脉弦滑数。正如《知医必辨》所云:"人之五脏……惟肝一病即延及它脏。"对于此型患者,治肝保肝、肝脾同治防止变证及病情进展相当关键。治当疏泄肝胆,清肝泻热,调畅脏腑气血,方用蒿芩清胆汤或龙胆泻肝汤加味。常用药物:青蒿、竹茹、法半夏、茯苓、黄芩、枳壳、郁金、茵陈、草决明、柴胡、龙胆草等。

3. 理气舒郁,化痰通络以调脂

脂肪肝发生的病理基础为内外因所致脾虚,脾失健运则痰浊内生,正如《景岳全书》所云"水谷津液但化得其正则成津血,化失其正则为痰浊""痰涎本皆气血"。气血

运行不畅与痰涎的形成二者之间是相互作用的,因此,气滞痰凝为此型患者的病机。症见时有胁肋窜痛,偶有刺痛,精神委靡,形体虚胖或消瘦,胸闷脘痞,稍进油腻则便溏,病情波动与情志有关,舌质淡或稍黯,苔薄腻,脉弦,常用二陈汤、柴胡疏肝散二方化裁。药用:柴胡、枳实、白芍、甘草、陈皮、茯苓、香附、川芎、白芥子、丹参等。

4. 清热解毒,祛瘀化痰以消积聚

脾虚气郁,外感时热疫毒可致有形的病理产物痰湿、瘀浊、热毒终积聚于肝,所谓"痰瘀相关"、"痰瘀同病"。病脂肪肝者每易形成热毒痰瘀互结的病理特点,三者相互影响,产生胁下攻撑不适或积块、胁肋刺痛、食欲不振、腹胀或痛、精神委靡、面部赤缕斑斑、乏力、恶心等表现,舌质黯有瘀点、苔腻,脉涩或弦。治当逐瘀化痰,清解热毒,而且本型患者大多病程较长,正气已不同程度受损,故临床根据病史长短、邪正盛衰,在攻邪的同时适当顾护正气,处方常以导痰汤、复元活血汤出入化裁。常用药物:法半夏、茯苓、枳壳、制胆南星、白花蛇舌草、当归、黄芪、丹参、柴胡、红花、桃仁、海藻、昆布等。

5. 滋阴柔肝,扶正祛邪以标本兼治

脂肪肝病位在肝,涉及脾脏、胆腑,然病程长者,久病及肾。该病初起,以邪实为主,然热毒、痰浊、瘀血久久留恋,肝木疏泄失常,久而化火伤阴,同时肝为刚脏,赖肾水以滋养,故凡脂肪肝久病者常致肝肾阴虚,出现一派阴虚阳亢之象,病至此时,虚实夹杂,更趋复杂。临床症见胁肋隐痛,头昏目眩,口燥咽干,烦躁少寐或胃痛隐隐,面色憔悴,体倦腰酸,舌质红少苔或舌体瘦小,舌底脉络迂曲怒张,苔薄黄,脉细。治宜滋阴柔肝,兼以攻邪时不宜攻伐太过,以免进一步损伤正气。常用一贯煎或杞菊地黄丸加味,药选:沙参、枸杞子、当归、川楝子、麦冬、石决明、海藻、白芍、山药、山茱萸、牡丹皮、蛇舌草、丹参等。

【病案举例】

例1 姬某,男,干部,45岁,嗜饮烈性酒十年有余。4年前体检时B超提示肝脂肪浸润(肝内光点轻度密集、均匀、回声稍增强,肝内管道分布尚正常),初无明显症状,渐感神疲乏力,食欲不振,过劳则右胁隐痛,口苦而黏,于2000年12月初诊。查舌质红,苔黄腻,脉濡数。化验:甘油三酯2.5 mmol/L,胆固醇6.9 mmol/L,高密度载脂蛋白胆固醇(HDL-C)1.03 mmol/L,肝功能正常。复查B超同前。治以益气健脾、清热利湿。以连朴饮、五苓散加减方出入30余剂,症状消失,继服60天巩固疗效。用药中嘱患者适当运动,戒烟酒,予低脂饮食,120天后复查B超,肝脏无特殊,血脂正常。

例2 王某,男,30岁,干部。患者形体肥胖,嗜食肥甘,以食后腹胀10天,于2000年6月就诊。诉食后腹胀不适,胁肋灼痛隐隐而无定处,急躁易怒,口干苦,大便干,小便热涩,舌边尖红,苔黄腻,脉弦数。查肝功正常。血脂:胆固醇7 mmol/L,甘油三酯2.2 mmol/L,HDL-C 1.02 mmol/L。腹部B超示:肝脂肪浸润。证属肝胆湿热,治当清肝泻热,疏泄肝胆,以蒿芩清胆合龙胆泻肝汤化裁施治,嘱适当运动、低脂饮食。服药15剂后,全身情况改善,继服药90天巩固治疗,120天后复查腹部B超提示肝脂肪浸润转为正常肝。血脂检查:胆固醇5.9 mmol/L,甘油三酯1.9 mmol/L,HDL-C 1.04 mmol/L。

例3 糜某,男,41岁,干部。形体肥胖,5年前常规体检提示肝脂肪浸润,当时未予重视,2002年6月来诊。诉因生活琐事烦恼,突感胸闷,晨起泛恶,嗳气频频,右胁下流窜作痛,不欲饮食,大便时干时稀,舌质淡红、苔腻、脉弦。查血脂、肝功能正常,B超示脂肪肝(肝内光点密集增强,后缘回声减弱,肝内管道显示不清),此乃肝郁气滞,痰气交阻所致诸症,治以理气舒肝、化痰通络,予二陈汤、柴胡疏肝散二方化裁施治,服药20剂后症状消失,继服药120天后,复查B超提示肝脂肪浸润。

例4 陈某,男,37岁。患慢性乙型肝炎10年,未予治疗,于2002年10月初诊。诉胁肋攻窜灼痛,有时疼痛如针刺,精神委靡,不欲饮食,食后腹胀,晨起泛恶,口苦而黏,舌质淡紫,苔腻,脉弦数。证属热毒痰瘀互结。B超示肝大,脂肪肝。查血脂:胆固醇7.8 mmol/L,甘油三酯2.1 mmol/L,HDL-C 1.01 mmol/L;肝功示AST为152 U。乙肝两对半示:HbsAg(+)、HbeAg(+)、HbcAg(+),以导痰汤、复元活血汤二方化裁30余剂后全身情况改善,继以前方出入内服120天后,诸症明显减轻。复查B超示:肝内脂肪浸润。复查血脂:胆固醇5.7 mmol/L,甘油三酯1.7 mmol/L,HDL-C 1.03 mmol/L,肝功能正常,乙肝两对半指标无改变。

例5 文某,男,退休干部,68岁,于2002年1月初诊。一向嗜食肥甘之品,于5年前体检时诊断为脂肪肝后戒烟酒,改进低脂、低盐饮食,因无明显不适未作治疗。近半年来,患者时感头昏不适,右上腹隐痛,口燥咽干,少寐体倦,腰背酸软,舌质红,少苔,脉细。查血脂:胆固醇8.7 mmol/L,甘油三酯3.5 mmol/L,HDL-C 1.02 mmol/L,肝功能示ALT为89 U,B超查见脂肪肝并局部脂肪积聚。治以养阴柔肝,解毒化浊,以一贯煎合杞菊地黄丸化裁,每日1剂,60天为1个疗程。服药1个疗程后,症状改善,继续用药1个疗程症状消失,嘱患者服杞菊地黄丸滋养肝肾,半年后复查血脂:胆固醇7.2 mmol/L,甘油三酯2.0 mmol/L,HDL-C 1.03 mmol/L,肝功正常,B超示肝内脂肪浸润。

冯海涛等 中医辨治脂肪肝临床效验

目前,西医对脂肪肝尚无特殊治疗方法,一般多采用补充维生素、祛脂等支持疗法。中医学认为,脂肪肝属"肝癖"、"积聚"等范畴。常因饮食失调,情志失和,痰湿内蕴等致病,由于痰浊、瘀血阻滞经脉,蕴结于肝而为积证;肝络郁阻不通则见右胁疼痛;痰湿内蕴、阻滞中焦则见腹胀痛,食欲不振;肝胃不和,胃气上逆则恶心呕吐。治疗上,应从痰湿瘀血论治。综观近10年文献资料,中药在利湿、化痰、活血治疗脂肪肝方面取得了理想效果,大体总结其治疗思路如下。

1. 化痰祛瘀

中医学认为,本病之成因,外因为过食肥甘或嗜酒无度;内因为肝失疏泄,脾不健运,饮食水谷无以化生气血精微,反聚为痰浊,留而成痰,痰瘀互结于胁下而成本病。故可辨证病位于肝脾,病机强调痰瘀同源。关于痰瘀相关理论,古人多有论述,吴鞠通认为"肝气久瘀,痰瘀阻络";朱丹溪提出"痰挟瘀血,遂成巢囊";唐容川认为,"血不利则为水"、"水结亦病血",并强调痰瘀同病,需痰瘀同治,方能奏效。鉴于"百病皆因痰作祟",故主张脂肪肝治当活血化瘀、化痰散结并用。

(1)曾亚庆等以祛痰化瘀为治疗大法,用王不留行、丹参、泽兰活血养血;胆南星、土茯苓祛湿化痰浊,总有效率95%。

(2)苏经格以化痰利湿、调气活血法治疗32例,治愈10例(31%),显效5例(16%),有效14例(44%),无效3例(94%),总有效率90.6%。

(3)郑培理以海藻、昆布、浙贝、穿山甲、郁金、鳖甲组方。治疗96例,痊愈82例,显效11例,无效3例,总有效率96.9%;此类治疗原则取得的较好疗效在宋福印、祁培宏等的实验中均有报道。化痰散结与活血化瘀可协同发挥作用,提高疗效,使痰去有利于瘀消,瘀消有利于痰去。

2. 清肝化浊

《丹溪心法·积聚痞块》说："凡积病不可用下药,终损真气,病亦不去,当用清积药使之融化。"清肝化浊法即出此意。当肝经湿热偏重,转氨酶轻度升高时,宜加重清热利湿药的应用;当转氨酶正常,痰湿偏重时,应加重化痰、化浊、化瘀药的应用。

(1)龚锡曾用本法(郁金、茵陈、垂盆草、六月雪、大黄、岗稔根等)治疗36例脂肪肝,治愈8例,显效16例,有效8例,无效4例,总有效率88.9%。

(2)戴贻超用清肝降脂散(主药生薏苡仁、山楂、陈皮、大黄、泽泻、决明子)治疗60例脂肪肝,显效44例,有效11例,无效5例,总有效率91.7%。

(3)黄兆胜用虎金丸(君药虎杖清肝经之热)治愈37例(58.73%),显效18例(28.57%),有效5例(7.94%),无效3例(4.76%)。

(4)王怀福以《金匮要略》泽泻汤加山楂、丹参、决明子等组方的清肝降脂胶囊治疗脂肪肝90例,总有效率91.8%;李玉林等用通脉胶囊(以姜黄、大黄为主药)治疗198例,总有效率95.9%。

(5)姚平用分消胶囊(黄芪、枸杞、何首乌为主药)治疗,总有效率96.6%。

(6)赵仙铭等以泽泻为君药,加以法夏、陈皮、白术、山楂、鸡内金组成祛脂化浊汤,治愈17例,显效8例,有效4例,无效1例,总有效率80.2%。

(7)熊炳木以草决明、泽泻、地龙、茵陈、大黄、赤芍、丹参、五味子、生山楂、甘草祛脂化痰、清解肝浊,显效11例,有效5例,无效2例,总有效率93.9%。综观其法,共同特点是重用清热、利湿、渗水药物,如大黄、泽泻、薏苡仁、虎杖、茵陈等。

3. 理气活血

肝藏血,主疏泄。肝因湿热、痰阻而致气滞、血瘀,宜治益气活血。此型病情最重,多为中、重度脂肪肝。局部及全身症状严重,血脂、转氨酶多异常,B超示回声衰减严重,或呈明亮肝,血管网络不清。病机主要是气滞、气虚进一步发展,血液瘀阻肝络。症见胁肋胀痛,痛有定处,拒按,头痛,肢麻,严重者出现皮肤瘀点、瘀斑、血尿等出血症状,舌质紫黯或舌下青紫,脉弦细或沉迟或涩。

(1)杜玲等以益气活血汤(太子参、生黄芪、紫丹)治疗脂肪肝33例,痊愈25例,好转3例,无效5例,总有效率85%。

(2)祁培宏、姚国科等以丹参、赤芍活血,香附理气,疗效可观。

(3) 金群以复元活血汤加减（柴胡、当归、郁金、丹参、天花粉、桃红、大黄、王不留行、芍药、川芎、炮甲片、地龙等）合平胃散加味（苍术、厚朴、陈皮、泽泻、茯苓、生黄芪、白术、薏苡仁、砂仁、石菖蒲等）治疗瘀血阻络型脂肪肝，总有效率96.1%。其主旨亦是以活血之药，如丹参、桃红、赤芍等和理气药郁金、柴胡等共同发挥作用。

(4) 薄晓霞、陈建宁等在脂肪肝的治疗上亦取得了较好疗效。血府逐瘀汤可作为该类方法治疗脂肪肝的理想方剂。

4. 健脾益肾

中医认为，脂肪肝病程日久，必因肝失疏泄，肝郁脾虚，运化失职而致肾精亏耗，水不涵木，而使肝病加重。又肝肾同源，互为因果，肝病日久，必损及肾，两脏互相影响，故治以健脾益肾。

(1) 安春绵用脂肪宁（以何首乌、枸杞子、冬虫夏草为主）治愈脂肪肝15例，显效5例，有效8例，无效2例，总有效率93.4%。

(2) 韩建平等以淫羊藿、枸杞子、牛膝等补肾药为主，治愈15例，显效5例，有效8例，无效2例，总有效率93.4%。

(3) 脂肪肝可因长期嗜食肥甘厚味或情志失调及某些疾病因素，使脾胃失其健运，湿热结聚成痰，壅滞中宫，气机不利，土壅木郁，肝失疏泄，脾不健运，痰湿互结于经络，气血运行不畅，痰瘀膏脂沉积于肝而成。刘向农以加味温胆汤（陈皮、茯苓、山楂、竹茹、枳壳、荷叶为主药）治疗39例脂肪肝，痊愈24例，有效11例，无效4例，总有效率89.7%。

(4) 王怀福用清肝降脂胶囊（主要成分为泽泻、生山楂、生麦芽）健脾燥湿治疗脂肪肝，治愈40例，显效36例，有效12例，无效2例，总有效率97.8%。

(5) 赵玉玺用运脾净肝汤（主药陈皮、半夏、赤白芍、茯苓、郁金、苍术、山楂、薏苡仁）治疗脂肪肝11例，痊愈6例，有效4例，无效1例。

(6) 桑海康、刘艳玲、尹佐才研究表明，健脾益肾不仅能调整患者机体功能，而且有改善血液流变性作用。由此可见，健脾益肾法不失为治疗脂肪肝的有效方法之一。

5. 疏肝利胆

肝主升、主动、主调畅气机，疏通发泄全身的气血津液，促使其畅达宣泄。肝胆在生理、病理上密切相关，肝病常影响及胆，《东医宝鉴》说"肝之余气泄于胆，聚而成精"。

肝失疏泄,气机郁结,脂浊阻络,并及胆腑,胆腑淤滞不畅,郁积于肝,肝郁更甚。临床上出现胸胁胀痛、腹胀、纳呆、呕恶、黄疸等症状。治拟疏肝利胆为主,每获良效。

(1)钟玉芳等用此法(茵陈、丹参、黄芪、补骨脂、生山楂、陈皮、半夏、大黄、甘草)治疗20例脂肪肝,治愈10例,显效1例,好转9例,总有效率100%。

(2)黄河清等用大柴胡汤加减治疗脂肪肝,治愈5例,显效8例,有效4例,无效1例;黄象安用该法,治愈8例,显效21例,有效7例,总有效率88.5%。

(3)薄利民用疏肝祛脂汤(赤芍、枳实、山楂、郁金、丹参、泽泻、茯苓、何首乌、柴胡、陈皮)疏肝活血治疗脂肪肝,总有效率100%。

以上诸法临床一般如综合应用,疗效更好。

(1)瞿常云疏肝与活血化瘀相结合治疗脂肪肝,治愈14例,显效9例,有效6例,无效3例,总有效率90.6%。

(2)邱志济化瘀血与理气疏肝结合,疗效颇理想。刘常世疏肝与燥湿、化痰、利胆结合治疗脂肪肝,痊愈32例,有效15例,无效5例,总有效率90.4%。

(3)刘向农强调,运用疏肝理气祛痰过程中,不可滥用疏泄,要疏补结合,标本兼治。其他各法均互有配合使用。

(4)薄晓霞益肾之中加以虎杖、白芍,清热凉血以清肝中淤滞之气。

(5)赵玉玺在运脾汤中亦加郁金、柴胡、枳实、厚朴以净肝化浊,疏泄肝郁。张晓明健脾与活血化瘀相结合,有效率68.8%。可见综合法的运用更具临床治疗价值。

脂肪肝肝细胞内脂肪堆积可引起诸多临床症状。有的脂肪含量可高达肝重的40%~50%。引起脂肪肝的病因常见的有长期进食高糖、高脂肪饮食,酗酒,化学因素(药物、毒物),肥胖,糖尿病,营养缺乏等,用中医的整体观辨证,脂肪肝的病机不独肝脏,还与肾气的渐衰,脾失健运,水谷精微变生湿浊,沉积于肝,肝失疏泄;脏病及腑,胆失贮藏,功能失调密切相关,故可以导致肝脾失和,痰湿阻滞,气滞血瘀的改变。对此,用中医治法化痰祛瘀、清肝泄浊、理气活血、健脾益肾、疏肝利胆在近年来临床上取得了较好疗效,期望以后能进一步加强中医的量化规则,使中医更好地对脂肪肝的治疗发挥作用。

李青

中药复方治肥胖性脂肪肝

现代医学认为脂肪肝不是一种独立的病疾，而是由多种原因长期作用而引起的肝脏常见的病理改变。其病理改变主要为脂肪变性、脂肪性肝炎和肝硬化。肥胖性脂肪肝主要为脂肪性肝炎，其类证治疗虽散见于"胁痛"、"积聚"、"黄疸"等门类，但其病机核心皆归于"痰浊"。盖因患者过食肥甘厚味，酿湿生痰；或因素体脾虚运迟（脂肪酸氧化功能减退），湿邪内生。遂致湿困中土，壅遏肝胆气机，肝失疏泄，脾失健运，脂肪等水谷精微不能正常输布全身，消耗于日常的生命活动，反而滞留于血脉之中成为痰浊（高脂血症），痹阻于肝脏即为脂肪肝。

基于以上认识，李青取《伤寒论》之四逆散疏肝理气，《太平惠民和剂局方》之四君子汤健脾助运，《丹溪心法》之保和丸导滞化痰，结合现代药理学研究成果，加用含有齐墩果酸的女贞子、丝瓜络、夏枯草保肝降酶；用能够改善人体脂质代谢的草决明、生山楂、泽泻、干荷叶降脂抑脂。全方借助千古名方的确切疗效，借鉴现代药理的研究成果，故对肥胖性脂肪肝取得了较好的治疗效果。

1. 临床资料

本组 52 例均为门诊患者。其中男性 24 例，女性 28 例；年龄 30~60 岁。

(1)临床症状：为右胁或两胁隐痛或胀闷不适，胃脘痞满，胃纳欠佳，恶心，四肢乏力，身体困重，舌体胖或有齿痕、舌苔厚腻罩黄，脉细。

(2)体重指数(BMI)≥27。

(3)血清 ALT、AST、γ-GT、TC、TG 增高。

(4)B 超显示肝脏增大，前场回声增强增多，后场回声衰减，管状结构模糊。

(5)因酒精、药物、糖尿病、肝炎病毒所致脂肪肝不列入本组治疗观察范围。

2. 治疗方法

加味三合一方组成：柴胡 6 g，白芍、党参、炒莱菔子各 12 g，炒枳实、炒白术、陈皮、半夏、茯苓、女贞子各 10 g,生山楂、连翘、神曲、生麦芽、泽泻、草决明、干荷叶、丝瓜络、夏枯草各 15 g,炙甘草 5 g。

加减法:寒湿偏盛,舌苔白厚而腻,去连翘加炒苍术、砂仁;血清 TB 增高,加茵陈、虎杖。每日 1 剂,水煎服。4 周为 1 个疗程,连续观察 1~2 个疗程。

3. 疗效标准

显效:临床症状消失,ALT、AST、γ-GT 下降至正常,TC、TG 超标部分下降 2/3 以上,B 超显示肝脏回声恢复正常,管状结构清楚。

有效:临床症状明显减轻,ALT、AST、γ-GT 超标部分下降 2/3 以上,TC、TG 超标部分下降 1/2 以上,B 超显示肝脏回声、管状结构较前好转。

无效:未达到以上标准者。

4. 治疗结果

本组 52 例中,治疗 1 个疗程显效 9 例,有效 21 例,无效 22 例,总有效率 57.7%;两疗程显效 13 例,有效 30 例,无效 9 例,总有效率 82.7%。加味三合一方对减经体重亦有一定作用,平均每个疗程患者体重下降 2 kg。

【临床病案】

蒯某,男,54 岁,干部。因右上腹痛、乏力达 1 个月于 2000 年 3 月 2 日来诊。刻诊:患者右上腹胀闷,时有隐痛,四肢乏力,昏昏欲睡,胃纳不馨,恶心欲吐,尿黄,便下不爽,腹壁肥厚,右上腹压痛。舌淡红,舌边有齿痕,苔厚腻罩黄,脉弦细。BMI 28.6。实验室检查:血清 TB 24 μmol/L,ALT 136 U,AST 112 U,γ-GT 198 U,TC 6.02 mmol/L,TG 2.40 mmol/L。B 超提示:脂肪肝、胆囊壁略粗。西医诊断为肥胖性脂肪肝。中医辨证为肝郁脾虚,痰浊中阻。治拟疏肝健脾,利湿化痰导滞,予加味三合一方:柴胡 6 g,白芍、党参、炒莱菔子各 12 g,炒枳实、炒白术、陈皮、半夏、茯苓、女贞子各 10 g,生山楂、连翘、神曲、生麦芽、泽泻、草决明、干荷叶、丝瓜络、夏枯草、虎杖各 15 g,茵陈 30 g,炙甘草 5 g。每日 1 剂,水煎 2 次,早晚分服。7 剂后右上腹胀痛感消失,苔腻渐化。效不更方,连服 21 剂,患者诸症若失,复查血清 TB 16 μmol/L,ALT 32 U,AST 30 U,γ-GT43 U,TC 4.80 mmol/L,TG 1.78 mmol/L。肝胆 B 超未见异常。体重下降 4.5 kg。嘱其适当增加运动,控制脂肪、糖类进食量。随访 2 年脂肪肝未发。

运用中医传统理论,采用疏肝健脾、利湿化痰导滞的方法治疗脂肪肝临床收到较好的效果,既可以减肥,又可以增加治疗效果。

黄子夏等 中药配合减肥法治脂肪肝

应用中药结合限制饮食、运动锻炼、改变生活习惯等治疗肥胖型脂肪肝,疗效较好。

1. 临床资料

90例随机分为治疗组与对照组。治疗组58例,男46例,女12例;平均年龄40.82岁;对照组32例,男25例,女7例;平均年龄39.63岁。两组患者均为肥胖体型,BMI指数>25[BMI=体重(kg)/身高的平方(m^2)]。

2. 诊断标准

(1)症状和体征:肥胖体型,易感疲劳,右胁部时感轻度胀痛,进食后上腹胀闷不适或兼嗳气。部分患者无自觉不适症状。体查肝脏轻度至中度增大,质软或中等硬度,肝区可有轻叩痛。

(2)血清酶学检查:ALT>50 IU/L,或 AST、ALP、GGT 升高。

(3)血脂检查:参照卫生部颁布《药物临床研究指导原则》,TC≥5.8 mmol/L,TG≥1.6 mmol/L,或伴 HDL-C 降低,LDL-C 升高。

(4)B超检查:呈脂肪肝特征。肝前场光点增粗,回声增强,呈"明亮肝";后场回声衰减;肝内管状结构欠清晰。

排除标准:排除糖尿病、慢性肝炎、酒精及药物因素所致的脂肪肝。

3. 治疗方法

(1)治疗组

中药治疗:用柴胡10 g,茵陈、山楂、泽泻、女贞子各20 g,丹参15 g,大黄5 g,鸡内金末2 g(冲服),黄芪30 g。脾虚湿郁重加法夏、苍术;肝肾阴虚重加首乌、枸杞子。每日1剂,水煎服,3个月为1个疗程。

减肥治疗:根据年龄和体质选择慢跑或徒步运动(或其他运动),慢跑时间每次逐渐加至不少于30分钟,徒步时间每次逐渐加至不少于60分钟,以全身汗出为宜。戒烟、酒及肥甘厚味,饮食清淡,起居有节。

(2)对照组

服用脂必妥胶囊(0.24 g/粒,成都地奥九泓制药厂生产),每次1粒,每日2次,3个月为1个疗程。两组患者治疗前进行体检及肝功能、血脂、B超检查,以后每月复查1次,并记录体重的变化。

4. 疗效标准

(1)临床症状、体征好转或消失。

(2)生物化学指标:参照《药物临床研究指导原则》。①TC下降≥20%,或TG下降≥40%,或HDL-C上升≥20%;②TC下降20%~40%,或TG下降20%~40%,或HDL-C上升10%~20%。

(3)肝功能恢复正常。

(4)B超检查基本恢复正常,脂肪肝特征消失。

显效:符合上述标准(1)、(2)-①、(3)、(4)者。

有效:符合上述标准(1)、(2)-②、(3)者。

无效:不符合上述标准者。

治疗结果疗效见表1至表4。

表1 两组治疗前后血脂变化比较($\bar{X}\pm S$) 单位:mmol/L

组别	n	TC	TG	HDL-C
治疗组	58			
治疗前		7.12±1.8	95.28±1.07*	3.15±1.32
治疗后		2.05±0.91**	1.13±0.29	1.42±0.36*
对照组	32			
治疗前		7.03±1.7	95.58±1.10*	3.09±1.33
治疗后		2.70±1.26**	1.17±0.37	1.23±0.30

注:与治疗前比较,*$P<0.01$,**$P<0.05$;治疗后组间比较,$P>0.05$。

表2 两组治疗后 ALT、B 超检查变化比较　　　　　　单位:例(%)

组别	n	ALT 正常	B 超检查正常
治疗组	58	52(89.66)*	23(39.66)**
对照组	32	12(37.50)	5(15.63)

注:ALT 两组比较,*P<0.01;B 超检查两组比较,**P<0.05。

表3 两组患者治疗后体重变化与疗效比较　　　　　　单位:例

组别	n	体重下降			疗效				有效率(%)
		>10%	10%~	5%~	不变	显效	有效	无效	
治疗组	58	5	16	25	12	23	29	6	89.66*
对照组	32	0	1	9	22	5	7	20	37.50

注:与对照组比较,*P<0.01。

表4 两组患者治疗后体重变化与血脂、ALT、B 超检查比较　　　　　　单位:例

体重下降	组别	血脂		ALT 正常	B 超正常
		2a	2b		
>10%					
	治疗组	5		5	5
	对照组	0	0	0	0
10%~					
	治疗组	12	4	16	10
	对照组	1	1	1	1
5%~					
	治疗组	5	20	54	7
	对照组	4	5	5	3
不变					
	治疗组	1	5	7	1
	对照组	0	1	5	0

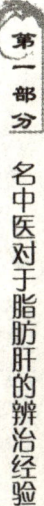

林梅芬等 林氏中药治疗脂肪肝

1. 临床资料

40例患者中男32例,女8例;年龄最小26岁,最大65岁;病程最短3个月,最长8年。患者全部行空腹血脂检查,发现异常者36例(占90%),其中甘油三酯(TG)≥1.56 mmol/L者18例(占45%),血清胆固醇(TC)≥6 mmol/L者12例(占30%),TC、TG 2项均升高者10例(占25%);高密度脂蛋白胆固醇(HDL-C)降低者(≤0.60 mmol/L)13例(占32.5%),低密度脂蛋白胆固醇(LDL-C)升高者(≥3.8 mmol/L)26例(占65%)。HBsAg全部阴性。血清检查肝、肾功能和血糖均正常。

2. 诊断标准

全部病例经B超检查证实。B超诊断依据为:

(1)肝区密集光点,回声稍增强,分布不均匀,肝区前段较密集,肝区后段回声衰减,光点稀疏,整个回声显示透声性差,似有一层"薄雾"。

(2)肝内血管明显减少,门脉分支回声减弱。

(3)肝增大,部分患者脾可稍大。局灶性脂肪肝,出现相对回声增强的结节。

3. 治疗方法

将40例患者根据随机双盲法分为治疗组和对照组,每组各20例。两组患者在年龄、性别、病情方面无明显差异,对照组用力平脂200 mg,每日1次;谷维素30 mg,每日3次。治疗组用黄芪30 g,山楂20 g,泽泻20 g,丹参20 g,枸杞30 g,何首乌20 g。痰湿困阻型加苍术12 g,茯苓12 g,薏苡仁30 g,佩兰10 g;湿热内蕴型加茵陈30 g,黄芩10 g,柴胡10 g;瘀血阻络型加桃仁(去皮)6 g,红花6 g。每日1剂,文火慢煎,分早、晚

2次服。两组在治疗期间予低脂饮食,禁饮酒,并停用其他影响血脂的药物。30天为1个疗程,疗程结束后复查B超、血脂、血糖、肝、肾功能及血、尿常规。

4. 疗效判定标准

显效:B超检查显示脂肪肝转为正常。

有效:B超检查显示脂肪肝由重度转为中度,或由中度转为轻度。

无效:B超检查脂肪肝无变化,甚至加重。

5. 治疗结果

治疗组显效8例,有效9例,无效3例,总有效率为85%;对照组显效4例,有效9例,无效7例,总有效率为65%,两组比较有显著性差异($P<0.05$)。本文出现血脂异常者36例,其中治疗组21例,对照组15例,经治疗后治疗组有16例得到不同程度的恢复,无效5例;而对照组仅有9例得到不同程度的恢复,无效6例,两组亦有明显的差异。两组患者在服药1个疗程后复查肝、肾功能、血糖以及血、尿常规均正常,无不良反应。

脂肪肝的保健饮品——槐花茶

取槐花、山楂各10克,洗净后加水煎煮,去渣取汁,当茶水饮用。

此茶非常适合于脂肪肝患者饮用,也适用于高血压、高血脂的老年患者。

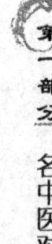

徐慧先等
徐氏中药治疗脂肪肝

1. 临床资料

46例患者均为住院或门诊患者,其中男35例,女11例;年龄最大65岁,最小29岁,平均38岁;病程最长5年,最短3个月,全部根据B超检查确诊(依据《临床超声诊断学》)。其中合并高血压4例,长期嗜酒5例。

2. 辨证分型

肝气郁结型(12例):临床表现胸胁胀闷不舒,症状随情志变化而加重。舌淡,苔薄,脉弦。

脾虚湿阻型(19例):临床表现腹部胀闷,倦怠乏力,大便稀薄,舌淡胖,苔厚腻,脉濡滑。

无症状型(15例)。

3. 治疗方法

疏肝健脾降脂汤组成:柴胡、芍药、郁金、佛手、党参、白术、茯苓、丹参、首乌、决明子。

加减法:肝气郁结型加香附、川楝子;脾虚湿阻型加茵陈、佩兰、泽泻;无症状型加枸杞子、山楂。同时清淡饮食,忌酒,适当体育运动。

用法:上药每日1剂,水煎取汁200 ml,早晨空腹顿服。2个月为1个疗程,2个疗程后复查B超并判断治疗结果。

4. 疗效标准

临床治愈:B超复查表现正常声像图,临床无明显症状。

有效:B超复查脂肪肝声像图明显减轻,临床症状减轻或消失。

无效:B超复查脂肪肝声像图治疗前后无明显变化或加重,临床症状无改善。

5. 治疗结果

46例中,临床治愈25例,有效17例,无效4例,总有效率91.3%。临床观察各证型间疗效无差异($P>0.05$)。

按摩治疗脂肪肝

肝炎病人由于缺少锻炼,又吃高糖、高蛋白食物,所以,很容易使脂肪堆积、体重增加,甚至可能发展成脂肪肝,这也将加重肝炎症状。怎样才能既消除慢性肝炎病人的临床症状、提高药物治疗效果,又不增加肝脏负担,不消耗病人体力呢?选用推拿按摩手法,不失为治疗慢性肝炎的一条新途径。

按摩可以使患者肌肉、皮肤毛细血管扩张,促进新陈代谢,提高肌肉耐力,促进消化道蠕动以增加食欲,提高免疫力。事实上,一次全身的按摩,等于为病人做了一次不消耗体力的被动运动。变静为动,以动代静,有利于肝炎病人康复。

按摩方法:失眠患者选用太阳、头维、上星、百会等穴位,施以点、按、揉等手法,按摩15～30分钟;腹胀患者取膻中、中脘、天枢穴,按顺时针方向,以中等程度的手法,按摩20分钟,再取肾俞、大肠俞、足三里等穴位,用点、按、重揉手法,按摩10～15分钟;肝区不适及疼痛者,取肝俞、胆俞、章门及中脘等穴位,用轻揉慢按手法按摩;全身症状较多的患者,可用综合手法进行40～60分钟的全身推拿按摩。一般每日或隔日按摩一次。经过1个疗程(15次)的治疗,患者的症状就会明显改善;3～4个疗程之后,症状大多消失,肝功能可恢复或接近正常。

李 展

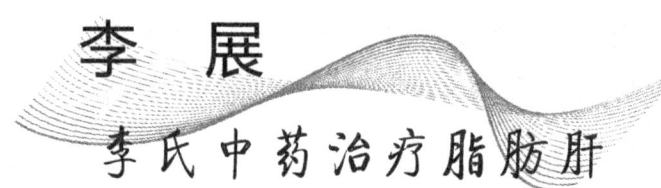

李氏中药治疗脂肪肝

1. 临床资料

脂肪肝共 57 例,其中男 42 例,女 15 例;年龄最小 29 岁,最大 69 岁;病程 1 个月至 8 年。脂肪肝诊断分轻、中、重三度,57 例中重度脂肪肝 25 例,中度脂肪肝 32 例,未将轻度脂肪肝患者纳入观察病例中。伴有糖尿病者 8 例,肝炎病史者 12 例,胃炎病史者 32 例,血脂升高者 47 例,43 例患者有长期嗜酒的习惯。

2. 病例纳入条件

57 例患者均具备以下条件:

(1)临床表现:乏力,纳差,右上腹不适,胀闷或胀痛,可伴腹胀,肋下可及肝脏或未及。

(2)均有肝功能异常。

(3)B 超或 CT 检查均呈典型的脂肪肝表现,且按 B 超检查分级。

轻度脂肪肝:表现为近场回声增强,远场回声衰减不明显,肝内管状结构仍可见。

中度脂肪肝:前场回声增强,后场回声衰减,管状结构模糊。

重度脂肪肝:近场回声显著增强,远场明显衰减,管状结构不清,无法辨认。

57 例患者经 B 超诊断均为中度脂肪肝以上(含中度)。

3. 治疗方法

自拟方:山楂 20 g,莱菔子 20 g,鸡内金 12 g,丹参 25 g,泽泻 20 g,郁金 15 g,草决明 30 g,法半夏 12 g,茯苓 20 g,陈皮 8 g,生首乌 15 g,白术 12 g,火麻仁 30 g,北芪 10 g。

加减法:胁痛重者加川楝子 12 g,肝阴不足者加杞子 15 g。上方日服一剂,水煎分 3 次温服,连服 1 个月为 1 个疗程。1 个疗程后复查肝功能、B 超,部分患者还复查 CT,未痊愈者继续第 2 个疗程,最多不超过 3 个疗程。

4. 疗效标准

显效:临床症状、肝功能恢复正常,肝脏 B 超和 CT 检查示脂肪肝表现消失或下降两个级别(如重度转为轻度)。

有效:临床症状基本消失,肝功能正常,脏脏 B 超及 CT 检查示脂肪肝表现明显好转,或下降一个级别(如重度转为中度)。

无效:治疗前后临床症状无明显改善,肝脏 B 超及 CT 检查示脂肪肝表现无明显变化。

5. 治疗结果

除 3 例患者未够 1 个疗程而中断治疗外,余下的 54 例中,显效 17 例,占 31.5%;有效 35 例,占 64.8%;无效 2 例,占 3.7%;总有效率 96.3%。

【病案举例】

覃某,男,40 岁,干部。主诉右上腹反复胀闷 5 年、加重 2 个月而于 1997 年 11 月 11 日来诊。症见右上腹胀闷,胁痛,神疲乏力,纳差,厌油,尿黄。查体:面色无华,心肺正常,腹平软,右上腹及剑突下压痛,无反跳痛,肝脾肋下未及,肝区叩击痛(＋),腹水征(－),NS(－)。舌边尖红,苔黄腻,脉弦滑。患者有长期嗜酒史及糖尿病史。查肝功能:ALT 54 U/L, AST 50 U/L, GGT 107 U/L。血脂:T-cho 7.54 mmol/L, TG 9.33 mmol/L, LDL-C 436 mmol/L。B 超及 CT 检查:重度脂肪肝(CT 值－8 Hu,注:正常值＋40 Hu 以上)。中医诊断:胁痛。西医诊断:重度脂肪肝。给予上述方药治疗 1 个月后症状基本消失,复查肝功能正常,血脂明显下降。复查 B 超:轻度脂肪肝。CT 检查:轻度脂肪肝(CT 值＋38 Hu)。给予第 2 个疗程治疗,随访 2 年未见复发。

脂肪肝的治疗原则应立足于疏肝利胆,健脾消食,祛瘀化痰。为此方药中以山楂、莱菔子、内金消食化积;郁金疏肝利胆;丹参活血祛瘀;泽泻、草决明清热利湿;法夏、茯苓、白术、陈皮健脾化痰,以绝生痰之源;以火麻仁、生首乌润肠通腑,导滞降浊;北芪扶正。诸药相伍共达疏肝利胆,健脾消食,祛瘀化痰之效。现代药理研究表明,郁金有促进胆汁分泌,促进脂肪代谢的作用;而泽泻、草决明、山楂、陈皮等均有降脂作用,丹参可改善肝脏血循环,利于脂肪代谢功能的进行。此外在用药治疗的同时应禁止饮酒,节制饮食,少食或不食肥腻之品,注意休息,适当运动。脂肪肝的治疗康复有一定的过程,故患者要保持良好的心态,持之以恒,积极配合治疗,以利于早日康复。

陈润芝等

陈氏辨证施治脂肪肝

脂肪肝的病机为过食肥甘厚味或长期大量饮酒,湿热内生,聚湿成痰,湿痰互结,阻滞肝络,肝气郁结,肝失疏泄,脾失健运,水湿内停,聚湿化热,湿热中阻,瘀塞经络。感受疫毒湿热之邪,肝失疏达,气滞血瘀。治宜疏肝理气,健脾消导,化痰祛湿,活血化瘀。

在辨证治疗中,有肝郁证者以逍遥散加减;有痰湿内阻证者以导痰汤加减;有湿热蕴结证者用茵陈蒿汤加减;有气血瘀阻证者用逍遥散合膈下逐瘀汤加减。殊路同归,疗效优于对照组,症状、酶学及影像学改善明显。4型中以肝郁脾虚型有效率最高,气血瘀阻型最低,符合脂肪肝—脂肪性肝炎—脂肪性肝硬化的进展中病理改变愈重、治疗效果愈差的规律。

1. 临床资料

本组男102例,女38例,年龄30~76岁,平均42岁,均为门诊或住院患者。有长期酗酒史68例,肥胖体型112例,病程110年,平均2.6年,B超示轻度脂肪肝26例,中度81度,重度33例,ALT升高64例,AST升高48例,高胆固醇(TH)血症72例,高甘油三酯(TG)血症87例,二者均高68例。

肝郁脾虚型39例,痰浊内阻型43例,湿热蕴结型37例,气血瘀阻型21例。对照组60例,男39例,女21例,年龄26~65岁,平均41岁,有长期酗酒史34例,肥胖体型47例,病程0.5~11年,平均3.3年。高TH血症31例,高TG血症39例,二者均高28例,B超轻度19例,中度28例,重度13例,ALT升高28例,AST升高21例。两组病情、病程、合并症无显著性差异($P>0.05$),具可比性。两组均排除药物性、内分泌性、营养不良性、遗传性、妊娠性等继发因素影响。

2. 诊断标准

B超检查标准参考文献：①肝脏体积不同程度增大，但外型规整；②肝内回声反射致密，光点粗、强，后1/3组织回声衰减；③肝内管道系统走行正常。轻、中、重度分级标准参考文献。

CT检查标准参考文献：①肝脏体积不同程度增大；②CT值等于甚至低于脾脏（正常高于脾脏），局灶性脂肪肝表现局部低密度区；③肝内管道系统走行正常。结合其他相关检查，排除各种炎症、占位性病变。

3. 辨证分型

肝郁脾虚型：胁肋胀痛，情志变化，情绪抑郁，烦躁易怒或乳房胀痛，腹满食少，大便不爽，肝可肿大，舌淡红，苔白脉弦缓。

痰浊内阻型：胸腹痞满，肝大不痛，食少痰多，恶心呕吐，体胖嗜睡，肢体困重，舌淡胖，苔白腻，脉濡缓或沉滑。

湿热蕴结型：胸胁痞满胀痛，肋下肿块，口苦口渴，食纳少，小便赤，大便不畅，肢体困倦，舌红苔黄腻，脉弦滑而数。

气血瘀阻型：肋下胀或刺痛，肝脾肿大，肝掌，纳呆，乏力，舌黯红，边有瘀点或瘀斑，脉弦细或涩。

4. 治疗方法

所治患者均忌酒，忌肥甘，多吃蔬菜，适当体育锻炼，保持心情舒畅。

肝郁脾虚型以疏肝健脾为法：柴胡10 g，当归12 g，云苓10 g，白芍15 g，白术10 g，枳壳8 g，香附15 g，生山楂15 g，决明子15 g，甘草6 g等。

痰浊内阻型以祛湿化痰、疏肝理气为法：半夏10 g，陈皮10 g，云苓15 g，枳实9 g，胆南星6 g，郁金10 g，虎杖10 g，泽泻15 g，白术12 g，生山楂10 g，丹参12 g，甘草6 g等。

湿热蕴结型以清热利湿、疏肝理气为法：茵陈20 g，栀子10 g，柴胡10 g，郁金12 g，枳壳10 g，大黄6 g，香附10 g，虎杖10 g，泽泻10 g，生山楂20 g，黄芩10 g等。

气血瘀滞型以疏肝理气、化瘀通络为法：柴胡10 g，当归10 g，赤芍10 g，川芎10 g，枳壳10 g，五灵脂10 g，元胡10 g，桃仁10 g，香附12 g，蒲黄10 g，炮山甲6 g，甘草6 g等。

各型视不同伴随症状，随症加减，每日1剂，水煎服。

对照组口服益肝灵（水飞蓟素）、肝泰乐、非诺贝特、复合维生素B等药。两组均以

2个月为1个疗程,疗程结束统计疗效。

5. 观察项目

所有患者治疗前及疗程结束,详细记录症状、体征,专人用同一台B超机(日本ALOKA. SSD-5000)或CT机(美国GE-9000HP)检查肝脏,分别抽血查ALT、AST、γ-GT、TH、TG。

6. 疗效标准

临床治愈:症状消失,ALT、AST、γ-GT、TH、TG恢复正常范围,B超或CT示脂肪肝征象消失。

显效:症状消失,酶接近正常范围,TH、TG较治疗前下降20%～40%,B超或CT示脂肪肝征象明显消退。

有效:症状减轻,酶下降50%,TH、TG较治疗前下降10%～20%,B超或CT示脂肪肝征象部分消退。

无效:虽有症状好转,但酶、血脂下降无统计学意义,影像学检查示脂肪肝征象无明显消退。

7. 治疗结果

治疗组有效率87.14%,对照组65.00%,两组比较有显著性差异($P<0.05$)。

表1 两组疗效比较　　　　　　　　　　　　　　　　单位:例

	n	临床治疗	显效	有效	无效	有效率(%)	P
治疗组	140	21	58	43	18	87.14	<0.05
对照组	60	4	15	20	21	65.00	

辨证4型疗效比较,肝郁脾虚型有效率89.74%,气血瘀阻型71.09%。两型比较有显著性差异($P<0.05$),其余两型分别为88.37%和86.43%,无显著性差异($P>0.05$)。

表2 4型疗效比较　　　　　　　　　　　　　　　　单位:例

	n	临床治愈	显效	有效	无效	有效率(%)
肝郁脾虚型	39	8	17	10	4	89.74
痰浊内阻型	43	6	19	13	5	88.37
湿热蕴结型	37	5	15	12	5	86.34
气血瘀阻型	21	2	7	8	4	71.09

脂肪肝出现 ALT、AST、γ-GT 升高说明肝细胞损伤明显,即脂肪性肝炎,多为痰浊内阻和湿热蕴结型,经祛湿化痰、清热利湿、疏肝理气治疗后,酶下降明显,优于对照组。

针对不同病机辨证施治后血脂均有不同程度下降,有统计学意义($P<0.05$)。治疗组优于对照组,说明辨证施治能改善肝细胞转运及肝内脂肪代谢功能,或有加强脂肪组织的廓清作用。

脂肪肝的食疗药膳方一

(1)酸角、荷叶各适量,煮水饮。用于暑热食欲不振,心烦口渴,血脂高,脂肪肝。

(2)枳实、山楂各 20 g,粳米 100 g。用枳实、山楂煎取药汁,加入粳米煮粥。山楂具有消食化积、活血化瘀、通调血脉、降脂减肥、扩张血管、增加血流量等功能。此粥可健脾胃,消食积,散瘀血。

(3)绞股蓝 15 g,百合 10 g,粳米 50 g。将绞股蓝洗净、晾干,研成细粉,与洗净的百合、粳米一同放入锅内,加水适量,按常法煮粥,煮至米熟烂即可。每日可佐餐温热服食。可益气养阴安神;抗衰老,降血脂。

(4)茜草、夏枯草各 10g,煎汤取汁,代茶饮。可清泻肝火、明目、降脂、降血压。

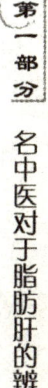

王利军等

王氏辨证施治脂肪肝

中医认为脂肪肝多因嗜食肥甘厚味,过度肥胖,或饮酒过度,或情志失调,或安逸少动,或感受湿热疫毒,或久病体虚以及食积、气滞、疫气等而引发。其病变部位与肝、胆、脾、胃、肾等脏腑关系密切。

1. 饮食所伤

饮食不节,损伤脾胃,运化失职,湿浊内生,痰饮内聚,壅滞肝胆;嗜食肥甘厚味,辛辣炙煿,壅遏中焦,湿热内生,熏灼肝胆;饮食不洁,湿热疫毒或秽浊之物从口而入,损伤脾胃,化热生毒,移聚肝胆;嗜酒过度,气血逆乱,损伤肝胆,日久必湿热蕴结,热毒内攻,终成"酒积"、"酒癖"、"酒黄"之病。

2. 情志失调

七情过激,肝气郁结,肝失疏泄,气机逆乱,或气滞不行,则血行不畅,血瘀内阻;或肝气横逆,损伤脾胃,运化不健,痰湿内生,滞留不去;或肝郁化火,灼津为痰,湿热痰火留着肝胆而成本病。正如《金匮翼·积聚通论》所说:"气滞成积者,忧思郁怒,久不得解者,多成积。"

劳逸失度,过度安闲,少动不劳,筋骨懈堕,气血不畅,壅遏不行,气血瘀阻,久不活动,肠胃功能低下,代谢失常,水谷之气堆积不行,结聚肝胆,留着为患。《温热经纬》云:"过逸则脾滞,脾气滞而少健运,则饮停湿聚矣。"

3. 肾气不足

烦劳过度,或久病肾虚,肾精亏损,阴阳失衡,肾之藏精主水及气化功能失调,水不涵木,肝失疏泄,阳不温脾,运化失常,血脂失天正常运化,积于血中为瘀为痰而病。

总之,本病多因情志所伤、饮食肥甘、酗酒、安逸等引起,多属本虚标实之证,其基本病机为正虚邪恋,以脾虚、肾虚为本,肝郁气滞、痰湿、瘀血为标。

轻度脂肪肝可无症状,重度者可有肝脏肿大,两胁胀闷或痛,头晕乏力,腰膝酸软,纳呆腹胀等。西医检查多以 ALT、AST、r-GT、TG 异常,结合 B 超、CT 等做出诊断,肝穿可确诊。根据临床表现及体征中医认为其病机主要有肝失疏泄、脾失健运、湿热内蕴、痰浊郁结、瘀浊郁结、瘀血阻滞、肾气不足等,其治疗以疏肝解郁、化痰利湿、活血化瘀、健脾益肾为主,辅以清热、解毒、利胆、泄浊、化积、补肾、养肝等。

临床宜按不同证型辨证治之,一般分以下几型。

(1)肝郁气滞型

症见肝脏肿大,两胁不舒,或胀或痛,嗳气吞酸,脘腹胀满,食欲不振,舌苔薄白,舌质淡红,脉弦。治宜疏肝解郁,理气和胃。方用逍遥散或柴胡疏肝散加减,常用柴胡、枳壳、白芍、当归、制香附、佛手、山楂、姜黄、郁金、川楝子、延胡索、半夏、陈皮等。

(2)肝胆湿热型

症见肝大,胁胀满或痛,口苦口干,烦闷不适,体胖困倦,厌食腹胀,甚则黄疸,小便黄赤,舌苔黄腻,舌质红,脉弦数。治宜疏肝利胆,清热利湿。方用小柴胡汤合茵陈蒿汤加减。常用柴胡、黄芩、半夏、黄连、枳壳、泽泻、决明子、茵陈、大黄、栀子、虎杖、川楝子等。

(3)痰湿内阻型

症见胁下痞块,胀满不适,厌食痞闷,身困倦怠,恶心或呕吐,便溏腹胀,体胖虚浮或浮肿,舌苔白腻,舌质淡滑,脉滑或濡缓。治宜燥湿化痰,理气和中。方选平胃散合二陈汤加减,常用陈皮、茯苓、半夏、苍术、厚朴、泽泻、薏苡仁、白术、海藻、木香、制南星、白芥子、山楂、砂仁等。

(4)瘀血阻络型

症见肝大痞硬,固定不移,或胀或痛,入夜更甚,脘闷食少,肌肤不泽,面黯或发青,舌苔薄,舌质黯或有瘀斑,脉弦细或涩。治宜活血化瘀,通络消积。方选膈下逐瘀汤加减,常用当归、川芎、桃仁、红花、赤芍、丹皮、五灵脂、延胡索、香附、乌药、枳壳、大黄、郁金、丹参、山楂、姜黄等。

(5)肝肾阴虚型

症见两胁不适,头晕目眩,腰膝酸软,烦热口干,甚则潮热盗汗,急躁易怒,失眠多梦,视物昏花,舌苔少而干,舌质红,脉弦细数。治宜滋阴补肾,养血柔肝。方选滋水清肝饮加减,常用熟地黄、白芍、山药、枸杞子、丹皮、当归、郁金、柴胡、决明子、女贞子、旱莲草、山茱萸、黄精、鳖甲、牡蛎等。

(6)脾肾亏虚型

症见胸胁痞闷,食少倦怠,神疲乏力,便溏,腰膝酸软,怯寒肢冷,足跗浮肿,小便不利,舌苔薄白,舌质胖大或有齿痕,脉沉细。治宜温肾化饮,健脾利湿。方用四君子汤合真武汤加减,常用人参、白术、茯苓、生姜、熟附子、泽泻、猪苓、白芍、桑寄生、山药、熟地黄、桂枝等。

许多科研人员对中医药治疗脂肪肝进行了大量研究,临床多集中在疏肝理气健脾,化痰利湿降浊,活血化瘀消积等方面。同时实验研究发现海藻、鳖甲、川楝子、海金沙、威灵仙、决明子、生牡蛎、山慈姑、白芥子等中药对防止肝脂肪变有一定作用。表明中药有降低肝脂作用,其机制可能是通过保护肝细胞,增强肝细胞对脂质的清除能力。另外中药有很好的调节内环境、改善机体代谢机能的作用。因此,中医药治疗本病显示了明显的优势。在脂肪肝的治疗中,必须辨病、辨证、辨因相结合,充分发挥中医辨证施治的多环节、多角度、多层次综合作用,分型论治,灵活加减。对无明显临床见症,而B超、CT等检查确诊的患者,宜用疏肝降浊法治疗,常用柴胡、佛手、枳壳、姜黄、郁金、山楂、决明子、川楝子、大黄、泽泻等,多能取效。临床治疗本病应本着攻补兼施的原则,实证明显者当以祛邪为主,切忌单纯苦寒、或辛燥、或行散太过,适当调理脾肾,培元固本;正虚明显者应以培补为主,宜辅以疏解渗行之品。同时在治疗过程中还应注意加强体质锻炼,保持饮食清淡,务必使情志调畅等,临床才能取得更好的疗效。

脂肪肝的食疗药膳方二

降脂益肝汤

泽泻20~30 g,生首乌15~20 g,草决明15~20 g,丹参15~20 g,生山楂30 g,黄精15~20 g,虎杖12~15 g,大荷叶15 g。

适应证:肥胖性脂肪肝。

用法:水煎服,每日1剂,早、晚分服。

罗国庆

罗氏中医药治疗脂肪肝

中医临床实践表明,以中医药治疗脂肪肝,对促进脂肪肝的逆转以及改善临床症状和某些实验室指标均有较好疗效。中药处方中太子参、生白术、茯苓、青陈皮健脾理气;柴胡、丹参、姜黄疏肝活血;生山楂、泽泻、草决明、虎杖、绞股蓝调节血脂;使全方收健脾理气、疏肝活血之功。由于本证病理基础与湿、痰、瘀有关,故饮食调理亦至关重要,清淡饮食对患者疗效的巩固有很大帮助。节制饮食,增加运动,改变不良行为有助于促进脂肪肝的康复。

1. 临床资料

2000年7月至2002年9月就诊的脂肪肝患者150例,男136例,女14例,年龄21~65岁,平均39岁。

全部病例均表现为右胁部隐痛或不适,脘腹胀满乏力,肝脏肿大1.5~4.0 cm;血清ALT、AST及总胆固醇(TC)、甘油三酯(TG)均有不同程度升高;B超提示肝内呈光点密集、增粗,回声增强,肝后缘回声衰减。甲、乙、丙、丁、戊、庚型肝炎及TTV病毒学指标均为阴性。有饮酒史68例,喜食肥甘厚味39例,肥胖43例。150例随机分为治疗组90例和对照组60例,两组性别、年龄、病程等均具可比性。

2. 治疗方法

两组同时给予饮食指导、禁酒、低脂、低碳水化合物饮食,控制体重,多食蔬菜、水果以及适当运动。

治疗组用中药治疗,基本方:生山楂、丹参各30 g,泽泻15 g,草决明30 g,柴胡12 g,虎杖30 g,姜黄12 g,绞股蓝30 g,太子参、生白术各15 g,茯苓20 g,青陈皮12 g。随症加减,水煎2次,各取汁150 ml,早、晚各服1次,1个月为1个疗程,治疗3个疗程。服药期间停服其他中西药物。对照组常量口服必需磷脂、复合维生素B和肌苷,疗程同治疗组。

3. 治疗结果

两组治疗后主要症状均有所改善,但治疗组右胁隐痛、脘腹胀满症状改善明显,与对照组治疗后比较,$P<0.05$,两组 B 超检查均较治疗前有好转,治疗组疗效优于对照组,$P<0.05$。

脂肪肝的食疗药膳方三

软肝消积饮

海藻、淡昆布、白花蛇舌草各 30 g,郁金、象贝母、紫丹参各 15 g,软柴胡、炙鳖甲、穿山甲各 10 g,泽泻、猫人参各 30~60 g。

适应证:肝炎后脂肪肝。

用法:水煎服,每日 1 剂。早、晚分服。

自拟方

柴胡、三棱、莪术各 6 g,枳实、党参、鳖甲(先煎)各 10 g,当归、云苓、川楝子各 12 g,赤芍、白术各 15 g,生山楂 30 g。

适应证:肝炎后脂肪肝、肥胖性脂肪肝。

用法:水煎服,每日 1 剂,早晚分服。

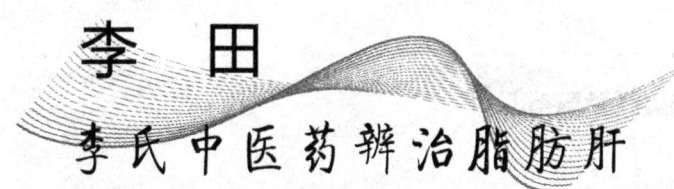

李氏中医药辨治脂肪肝

临床500例脂肪肝诊断数据统计分析表明,舌质黯、有紫点及瘀斑的患者占76%,有腻苔患者占65%。分析可见,该病发生机制以气滞血瘀为本,以肝胆湿热为标;以饮食不节、情绪不佳、肝失疏泄为诱因;以气滞于内、肝络阻塞、脾失健运、浊邪害清、气血痰瘀互结于胁下为基本病机。按照所述将脂肪肝分为4种类型,其治疗方法如下。

(1) 气滞型

治法为疏肝解郁,行气和中。以柴胡疏肝散与逍遥散加减。全方特点:理气为主,兼有行血;调肝为重,佐以健脾;柴胡为升,枳壳为降。

主要药物为:柴胡10 g,枳壳6 g,白芍15 g,甘草6 g,当归10 g,茯苓10 g,白术10 g,泽泻15 g。

(2) 血瘀型

治法为疏肝养血,活血化瘀。以膈下逐瘀汤为主加减。全方特点:气血双调,养血破瘀,以降为主,降中有升。

主要药物为:桃仁6 g,川楝子6 g,玄胡10 g,五灵脂10 g,丹参10 g,川芎6 g,草决明15 g,山楂15 g。

(3) 湿热型

治法为祛湿化浊,清热解毒。方用平胃散加减。全方特点:行气理气,分利湿热。

主要药物为:苍术10 g,厚朴6 g,青皮10 g,陈皮6 g,车前子15,荷叶20 g,泽泻15 g,甘草6 g。

(4) 痰瘀型

治法为柔肝养血,化浊消瘀。以旋复花汤和大黄䗪虫丸加减。全方特点:通利三焦,利胆降浊,化痰消瘀。

主要药物为:青黛15 g,昆布10 g,栀子6 g,茵陈10 g,大黄10 g,䗪虫15 g,首乌15 g,郁金6 g。

脂肪肝的食疗药膳方四

首乌肝片

【做法】首乌液20 ml(制首乌6 g,开水20 ml),鲜猪肝250 g,水发木耳25 g,青菜叶少许,醋、食盐、酱油各适量,油炒。

【作用】该方补肝肾、益精血,有明目、降血脂、降压和防止动脉粥样硬化等作用。主治高脂血症、脂肪肝、冠心病、高血压、神经衰弱和老年体虚便秘。

山楂肉片

【做法】猪后腿200 g,山楂片100 g,荸荠30 g,鸡蛋清2个,淀粉15 g,面粉15 g,白糖30 g,植物油50 g,精盐、味精少许,清汤适量,油炒。

【作用】该方滋阴健脾、开胃消食,有降低胆固醇和高血压、利尿、镇静等作用,可用于高血脂、高血压、冠心病、消化不良、脂肪肝等患者。

韩 镭

韩氏重用生白术治疗脂肪肝

韩镭在临床中发现,其人多为形体肥胖的富贵之人,其症有头晕头重,胸脘满闷,恶心欲呕,肢倦懒动,舌淡苔白腻、体胖大,脉沉缓等。论病位虽在肝,而病实源于脾,盖脾主运化,具有消化饮食,化生、吸收和转输水谷精微的生理功能,若饮食不节,肥甘厚味,"以酒为浆",损伤脾胃,健运失职,饮食水谷不能化为气血而为痰为浊。清代名医蒋宝素指出:"脾伤则津液不归正化,凝渍成痰","痰即津液、精血、脂膏之所化",故可见有血脂增高,痰浊聚于肝则为脂肪肝;痰湿中阻,清阳不升,清空之窍失养,故见头晕头重,正如《类证治裁》所云痰"随气升降,遍身皆到……在头为眩";胃失和降则恶心欲呕,体肥而气不能周流,故见肢倦懒动;若痰湿积聚日久,气机阻滞,血脉瘀阻,而致痰瘀交阻而为积证。

综上所述,此类脂肪肝患者,发病多由脾虚湿盛,因"夫痰本津液、精血所化,必使血液各守其乡,为治痰大法",治法宜健脾运,以治本为主,化湿浊为辅,"若但攻痰,旋攻旋化,势必攻尽血液、脂膏而后已",同时酌情配合疏肝理气、活血通络等法。补脾胃、健脾运之药,首推白术。正如《本草通玄》所云"补脾胃之药,更无出其右者",《本草汇言》亦云"扶植脾胃,散湿除痞,消食除痹之要药也,脾虚不健,术能补之;胃虚不纳,术能助之",脾胃健运则湿散痰消,诸症皆除。

其用法以生白术为主,至少用 30 g,可酌情用至 90 g,以保持每日大便 1~2 次,出现大便溏薄时,可改用炒白术。同时伍以茯苓、山药、薏苡仁等健脾之品及枳实、陈皮等行气之品,并根据病情选配生山楂、瓜蒌、半夏、泽泻等消食化痰之品,红花、丹参、赤芍等活血化瘀之品。

【病案举例】

赵某,男,56 岁,体重 80 kg,身高 168 cm。有脂肪肝、高脂血症、高血压、糖尿病病史,不规则服用珍菊降压片、消渴丸等治疗。近来因工作繁忙,又出现头晕头胀而于2002年4月17日就诊。刻下:头晕头胀,胸脘满闷,肢倦懒动,形体肥胖,舌淡,苔白腻,体胖大脉缓。测血压:160/110 mmHg。辅助检查:肝功能示 TP 76 g/L,A 45 g/L,G 31 g/L,A/G 1.5;总胆红素 11 μmol/L,直接胆红素 4 μmol/L,GOT 49 U/L,GPT 38 U/L,AKP 74 U/L,GT 65 U/L。空腹血糖示 7.6 mmol/L,餐后 2 小时血糖 15.4 mmol/L,血脂示总胆固醇 5.67 mmol/L,甘油三酯 2.1 mmol/L,HDL 1.2 mmol/L,LDL 4.0 mmol/L,载脂蛋白 A 1.28 g/L,B 1.30 g/L;24 小时动态血压示夜间舒张压升高,昼夜节律减弱,B 超示"肝大小形态无异常,肝内光点细密,血管变细,后方伴回声衰减",肝 CT 示"肝脏形态大小正常,肝脏密度降低,CT 值为 46 Hu"。证属脾虚湿盛,治以健脾运湿法。处方:生白术、生山楂、全瓜蒌各 30 g,泽泻、茯苓、枳实各 15 g,陈皮 10 g,丹参 12 g,红花 3 g,生甘草 6 g。上方出入加减,每日 1 剂,治疗 3 个月后,已停用珍菊降压片、消渴丸,体重减轻 5 kg,多次测血压在 140/90 mmHg 下,两次复查血糖、血脂正常,肝脏 B 超未见明显异常。需要指出的是,单纯非酒精性脂肪肝预后较好;脂肪肝和肥胖、糖尿病、高脂血症、高血压等疾病并存时,则预后不佳,需要强化治疗以防止肝硬化的发生。

脂肪肝的食疗药膳方五

山药桂圆炖甲鱼

原料:山药 35 g,桂圆肉 20 g,甲鱼 1 只(约重 500 g),食盐等调料各少许。

制法:把山药洗净后刮皮切片;甲鱼宰杀,洗净后去杂肠,连甲带肉一共放入沙锅中加山药片、桂圆肉及适量清水一同清炖,烂熟后可加少许食盐、味精等调料调味,吃肉喝汤。

功效:甲鱼能滋阴潜阳、散结消瘰,可补阴虚,清血热。山药、桂圆肉皆属滋补之品,善开胃益脾;此方对于脂肪肝、慢性肝炎、肝硬化、病后阴虚患者最为适宜。

周文卫

周老辨治脂肪肝经验

周文卫主任是上海光华中西医结合医院知名专家,擅长治疗内科、儿科诸多疾病,尤其是脂肪肝和消渴病。

脂肪肝是常见的弥漫性肝病,一般认为脂肪代谢障碍是脂肪肝的主要成因,常见于慢性肝胆疾病、糖尿病、高脂血症等病的患者,尤其是与腰臀比例指数具有明显的相关性。由于脂肪肝在诊断上缺乏特异性指标,目前多采用B超的传播速度和衰减率定量诊断方法代替肝穿刺活检,现已成为较为普遍的诊断脂肪肝的手段。脂肪肝在中医没有相应的病名,一般归为"积证"、"胁痛"的范畴,国标命名为"肝癖"。病后失于调养,长期多量饮酒或过食肥甘厚味是本病的主要原因。周文卫主任治疗脂肪肝注重辨证与辨病相结合,所谓"泥标忘本,白首不瘥",同时又注重降脂调脂的应用,如泽泻、决明子、白及等均有良好的降脂作用,而且药物配伍变化细致,重视理气药物的运用,如陈皮一味在不同证情中有不同的用量,深合王肯堂"治积之法,理气为先"之旨。周文卫主任用药以轻灵见长,寓古意而不泥古法,认为治疗脂肪肝的要旨是疏肝健脾、理气化痰;强调要知常达变,圆机活法;只有辨证精确配伍才能相得益彰,用药精妙治疾方能效如桴鼓。

1. 脾虚湿热型

临床症状:上腹部不适,口苦便干,素体肥胖,兼有胆囊炎、胆石症病史,舌苔黄腻,脉小弦滑。

治疗方法:健脾和胃,清热利湿。

方药:蒿芩清胆汤加减。

【病案举例】

王某,女,42岁,教师。因右胁胀痛1个月于1998年3月就诊。有慢性胆囊炎、胆石症病史,口苦便干,形体肥胖,舌苔黄腻,脉小弦滑。查胆固醇5.8 mmol/L,甘油三酯4.6 mmol/L,LDL-C 3.2 mmol/L,三对半(一),B超显示轻度脂肪肝。临床诊断脂肪肝(轻度)、高血脂症、胆囊炎、胆石症。中医诊断:肝癖、胁痛。辨证为脾胃湿热,予健脾和胃、清利湿热。蒿芩清胆汤治疗。药用:青蒿9 g,黄芩9 g,姜半夏9 g,泽泻9 g,茯苓9 g,生熟米仁各15 g,决明子30 g,川楝子9 g,莪术9 g,六一散6 g(包煎),连服1个月,诸症均减,查甘油三酯1.8 mmol/L,B超显示肝脏形态正常,后以胆宁片巩固治疗。

2. 肝郁脾虚型

临床症状:右胁胀痛,乏力纳呆,便溏溲黄,兼有肝炎病史,舌苔薄或黄腻,脉濡缓或弦滑。

治疗方法:疏肝健脾,化痰和络。

方药:柴芍六君子汤或丹栀逍遥散加减。

【病案举例】

李某,男,57岁,干部。因上腹部胀痛加重10天,于1999年7月来院就诊。有糖尿病史。形体较胖,神疲乏力,上腹部胀痛,食后尤甚,大便溏薄,舌淡苔薄脉濡缓。查空腹血糖10.2 mmol/L,总胆固醇5.2 mmol/L,甘油三酯5.7 mmol/L,LDL-C 4.2 mmol/L,三对半(一),B超显示中度脂肪肝。临床诊断:脂肪肝(中度)、Ⅱ型糖尿病、高脂血症。中医诊断:肝癖、消渴。辨证为肝郁脾虚,化痰和络。柴芍六君子汤加减。柴胡6 g,白芍15 g,党参12 g,白术8 g,木香6 g,茯苓9 g,泽泻12 g,决明子15 g,莪术9 g,丹参9 g,白及9 g,姜半夏9 g,陈皮6 g。服上药14剂,并给予瑞易宁控制血糖,(上腹部)胀痛明显好转,大便转稠,精神健朗。效不更方,继续服用上药2个月,诸症渐消,空腹血糖7.2 mmol/L,甘油三酯2.1 mmol/L,总胆固醇5.7 mmol/L,LDL-C 3.8 mmol/L,B超显示脂肪肝明显好转,继续血脂康调摄,后实验室指标均转阴。

3. 肝肾阴虚型

临床症状:右胁隐痛,口渴引饮,腰膝酸软乏力,兼有慢性肝病和糖尿病史,舌红少苔,脉沉细。

治疗方法:补益肝肾,活血和络。

方药:一贯煎和六味地黄汤加减。

【病案举例】

张某,男,48岁,工人。因右胁隐痛反复发作8年、加重1个月于1998年1月来院就诊。有乙肝病史,腰酸膝软,神疲乏力,口渴引饮,纳呆便干,舌红苔薄脉弦细。查HbsAg(+),Ant-Hbe(+),ALT 82 U,总胆固醇5.2 mmol/L,甘油三酯3.4 mmol/L,LDL-C 3.8 mmol/L,B超示肝炎后肝硬化(轻度)、脂肪肝(重度)。临床诊断:肝癖、胁痛。辨证为肝肾阴虚。给予补益肝肾,活血和络。一贯煎和六味地黄汤加味。南沙参9 g,枸杞子9 g,当归9 g,生熟地各9 g,川楝子9 g,麦冬9 g,山萸肉9 g,泽泻12 g,丹参12 g,莪术15 g,决明子15 g,陈皮4.5 g。上方出入服用2个月,诸善皆陈,甘油三酯2.1 mmol/L,总胆固醇5.4 mmol/L,LDL-C 3.6 mmol/L,三对半HbsAg转阴,B超显示脂肪肝明显好转。继续服用六味地黄丸合丹参片调摄,随访半年病情稳定。

脂肪肝的食疗药膳方六

鸡骨草炖瘦肉

原料:鸡骨草(鲜品)100 g,猪瘦肉100 g(鲜品),食盐、味精、葱、姜各少许。

制法:先把鲜猪肉洗净,切成2 cm见方的小块;鸡骨草切成小段与猪肉一同放入沙锅中,加适量清水及食盐、葱姜各少许,以文火炖煮,熟后再加少许味精,即可吃肉喝汤。

功效:鸡骨草,味甘淡性凉,清热利湿,清肝活血。与适量猪肉炖食可以清热利湿,治疗脂肪肝、肝炎。

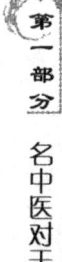

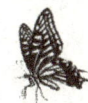

第二部分　名中医治疗脂肪
　　　　肝的验方效方

任世存等
任氏八味护肝降脂胶囊治脂肪肝

脂肪肝是现代社会的常见病、多发病。是由于多种病因导致肝脏脂肪代谢紊乱所致的一组综合征。现代医学认为,脂肪肝的发生与输入肝脏的脂肪及脂肪酸量和肝脏中血浆脂蛋白的合成代谢功能有关。当肝脏合成甘油三酯的速度超过组合为低密度脂蛋白及泌入血流的速度时,便出现肝中甘油三酯堆积,造成脂肪肝。中医根据其发病特点和临床表现,将其归属为"积聚"、"癥瘕"、"胁痛"等范畴。目前中医对脂肪肝病因病机的认识,多认为因长期过食肥甘厚腻,恣意饮酒,导致痰湿热蕴结中焦,伤及脾胃,损及肝胆,致使痰由内生,气机郁滞,瘀血阻脉,最终形成肝经痰凝瘀滞,肝脏脂肪淤积的病理变化。因此,脂肪肝的产生主要责之于肝脾两脏,脾虚痰湿、肝血瘀滞是形成脂肪肝的病机关键,故针对病机采取益气健脾、化痰祛湿、活血散结、软坚消积是中医治疗本病的基本大法。

八味护肝降脂胶囊的研制,正是基于上述中医理论,采用青海地产藏药沙棘、大黄配水蛭,活血化瘀而消积;西洋参、黄芪益气养阴,扶正补虚;泽泻健脾化痰祛湿;鸡内金行气导滞,解郁消积;牡蛎软坚散结。全方共奏益气扶正、化瘀祛痰、软坚消积之功效,现代药理研究也证实该方中泽泻、大黄、水蛭等多种药物具有保护肝细胞、降低血脂及肝脂的功效。从以下研究中看出,八味护肝降脂胶囊治疗脂肪肝临床疗效是明显的,经2个疗程治疗后,总有效率达到84%。现代医学治疗本病多以单纯服用不饱和脂肪酸类的植物油着手,重在单纯降血脂,因此疗效不甚明显。任世存等从临床实践中体会到本制剂对脂肪肝的治疗作用是中医整体治疗的体现,因而该制剂除能明显改善肝功能、降低 ALT 外,还具有明显的降低患者血清 TG、TC 作用。同时对患者 B 超的改变也具有较好的疗效。17例中度脂肪肝患者经治疗2个疗程后改善达一级者14例,占82.4%,其总改善率为72%。临床观察还表明,本方能不同程度改善患者的临床症状,其中对患者的肝区隐痛或肝区不适、疲乏无力等症状改善疗效明显,改善率分别为73.7%和84.1%。从临床辨证分型治疗结果看,八味护肝降脂胶囊对气虚血瘀型的治疗效果优于痰瘀互结型,认为可能由于后者病情复杂,疗程较短等因素所致。统计青海地区不同病因所致的脂肪肝中,肥胖性和酒精性脂肪肝所占的比例较大,本组观察的50例患者,其中肥胖性22例,酒精性28例。分析这可能与当地人群饮食习惯,喜食牛羊肉以及长期嗜饮烈性白酒等因素有关。有研究表明,每日饮烈性白酒80～120 g及8瓶啤酒持续10年以上时,90%的人可出现脂肪肝。为此对脂肪肝的调摄和防护尤为重要,平时应劳逸结合,饮食有节,不饮烈性白酒或少饮酒,同时对脂肪肝患者要强调早期治疗,以防为主。

1. 临床资料

观察1999—2002年就诊的脂肪肝患者共计50例,全部患者均系门诊治疗患者,其中男性43例,女性7例;年龄35～65岁,平均45岁。无症状者12例,余38例不同程度地出现肝区隐痛或不适感、乏力、腹胀等临床症状。32例肝功能轻度异常,41例有不同程度血脂升高,18例有不同程度舌质紫黯,舌下静脉轻中度青紫曲张。

2. 诊断纳入标准

(1)按《B型超声诊断学》诊断标准,轻度脂肪肝28例、中度17例、重度5例。

(2)肥胖性脂肪肝,体重超过20%标准或体重指数≥24,其他脂肪肝除外。

(3)酒精性脂肪肝,酒精每日摄入量>80 g(约合50度白酒150 ml以上),饮酒史>5年以上。

3. 中医辨证分型标准

50例患者中符合肝气郁滞证18例,气虚血瘀证21例,痰瘀互结证11例。

4. 排除标准

①纳入诊断标准以外其他原因所致的脂肪肝;②1型糖尿病及2型糖尿病;③慢性活动性肝炎。

凡经确诊患者均于治疗前7天停用所有影响血脂代谢的药物,治疗前1天晚上不进高脂饮食,不饮酒,次日晨空腹抽取静脉血查肝功、血脂,B超常规检查肝脏,分别于第1个疗程、第2个疗程结束后重复上述检查1次。同时观察第2个疗程结束后患者临床症状改善情况及中医辨证分型疗效。

5. 疗效标准

临床控制：患者症状消失，肝功能、血脂检查在正常值范围内，肝脏B超检查改善明显；显效：症状基本消失，肝功能、血脂、肝脏B超检查前两项恢复正常值，后一项改善1级；有效：症状部分改善，肝功能、血脂、肝脏B超检查前两项接近正常值，后一项改善不足1级；无效：治疗后症状及各项检查无明显改善或未达到上述标准。

6. 治疗结果

疗效统计：50例患者经2个疗程治疗结束后，临床控制9例（18.0%），显效10例（20.0%），有效23例（46.0%），无效8例（16.0%），总有效率为84.0%。

7. 治疗前后症状改善结果

患者服药10天后自觉症状有所缓解，服药2个疗程后肝区隐痛、不适好转或消失28例（73.7%）；腹胀改善26例（68.4%）；疲乏无力改善32例（84.1%）；舌质紫黯、舌下静脉曲张缓解14例（36.8%）。

任世存等通过对藏药的研究，说明藏药治疗脂肪肝有较好的疗效，但仍然需要扩大治疗范围，进一步验证其疗效。

肝胆的内外养生法

操作方法：肝胆保健，可采取太极拳的方式进行。例如太极拳的揽雀尾式等。此外，发声震荡及气运摩肝胆也是可以采用的方法。所谓气按摩，是指有腹式呼吸功能者，以意导引气绕肝旋转，以气按摩肝胆部位，可谓以气运身，以气养器官。不过，这个方法，最好有老师指导。

想像暗示：活跃肝胆大小血管细胞，清洗、稀释肝胆大小血管血液，加速微循环流量，清除血内病毒、毒素，清除肝胆大小血管内垃圾、脂肪。

站立发声：咦——唏——微——哈！

潘志坚等 潘氏柴胡疏肝散治酒精性脂肪肝

脂肪肝属中医"积证"、"胁痛"范围,与肝郁、血瘀有关,系由湿浊为主,肝失疏泄,脾失健运,水谷精微不能正常输布,湿聚为痰,阻滞经脉,以致气血运行受阻,气滞血瘀,因而疏肝理气、活血化瘀为治疗本病大法,故选用柴胡疏肝散加味。方中四逆散疏肝理气,川芎、丹参活血化瘀;郁金疏肝理气、化痰除湿;山楂、草决明除湿泄肝热,健脾化湿;黄芪益气健脾。有实验表明,山楂、草决明等对大鼠脂肪肝及高血脂模型有明显降低甘油三酯、抑制脂肪在肝内沉积的作用,并可改善脂肪肝患者血液变性。

潘志坚等以柴胡疏肝散为主方治疗酒精性脂肪肝60例,取得较好的疗效。

1. 诊断标准

(1)症状有肝区隐痛,胀闷不舒,胃脘痞满,神疲乏力,心烦咽燥,大便黏滞不爽,腹部胀满。

(2)体征有肝脾肿大,部分可见肝掌、蜘蛛痣、形体肥胖。

(3)B超显示肝内光点密集、增粗,回声增强,小血管显示不清,肝后缘回声衰减。

(4)谷丙转氨酶(ALT)、天冬氨酸转氨酶(AST)增高,γ-谷氨酸转肽酶(γ-GT)增高,总胆固醇(TC)或甘油三酯(TG)增高。

(5)长期饮酒史。

2. 药物

柴胡、枳壳、香附、川芎、郁金各10 g,赤芍、白芍各12 g,生山楂、丹参、草决明各15 g,黄芪20 g。水煎服,每日1剂,分2次服,连服1个月后,休息1周,再服1个月为1个疗程。

3. 疗效标准

临床治愈:肝区胀痛、隐痛或右胁不适感消失,胃脘痞满、食后腹胀、疲劳感消失,大便成形,体重下降,B超示肝脏形态及回声恢复正常,小血管显示尚清,ALT及AST、γ-GT、血脂恢复正常。

显效:症状明显好转,肝区无痛胀感,偶有食后胃脘饱胀感,疲劳减轻,B超示肝脏后缘回声衰减明显减轻,小血管尚清,ALT下降2/3以上,AST下降1/2以上,血脂下降20%~30%。

有效:症状好转,肝区胀痛及乏力减轻,B超肝脏后缘回声衰减减轻,ALT下降1/2以上,血脂未下降。

无效:未达到上述标准者。

4. 治疗结果

治疗1个疗程后,临床治愈32例,显例8例,有效18例,无效2例,总有效率96.7%。

采用中医经典方剂——柴胡疏肝散治疗脂肪肝,是对中医传统疗法的继承与发展,说明中医对此病的疗效可靠。

人体健康的"窗口"——舌头

体表生病,如生疮长癣,一看便知。如果内脏出了麻烦呢?也能"看"到吗?答案是肯定的。因为造物主在人的体表"设置"有特殊"窗口",只要你有一双"慧眼",就能从这些"窗口"看到疾病的苗头。舌头就是"窗口"之一,中医认为,舌象的变化(指舌头的色泽、运动、舌苔等变化),能较为客观地反映人体病变的部位、性质、深浅与进退。

例如,舌头上有裂纹:B族维生素缺乏、慢性舌炎、营养不良等。

舌头发黄:应疑及肝病临身,提醒你该去医院化验肝功能了。

蒋仁发等 蒋氏柴芩调肝液治酒精性脂肪肝

酒精性脂肪肝(ASH)是脂肪肝的一个重要类型,无疑是与饮酒有关。长期饮酒对人体的影响是众所周知的,中医治疗酒精损伤有悠久的历史,应用中药治疗酒精性脂肪肝效果肯定。

轻症无肝脏功能异常的酒精性脂肪肝无需特殊治疗,禁酒和纠正营养不良可使多数脂肪肝在1~6周内消退;临床症状明显、伴有肝脏功能异常者,如不积极治疗则可能发展为肝硬化。

酒精在肝脏氧化时产生的过多的羟自由基是导致ASH的主要原因。在正常情况下,肝细胞内存在着自由基清除剂如谷胱甘肽、维生素E等抗氧化剂,它们可随时清除不断生成的有害自由基,从而保护肝细胞。当过量酒精摄入,氧化后导致大量的自由基堆积,超过了肝细胞自身的清除能力时,自由基氧化细胞膜的脂质和蛋白质导致肝细胞结构与功能的损害,脂质代谢障碍而致脂肪肝、肝脏纤维化。补充外源性抗氧化剂试图降低脂质过氧化所诱导的肝细胞损伤即基于上述理论。凯西莱、还原型谷胱甘肽、维生素E等即是这一类药物,临床上取得了一定的治疗效果,但确切疗效有待证实。ASH属中医"积证"、"肥气"范畴,一般认为,酒为大热有毒之品,嗜酒日久,热毒内在,即可损及脾胃,伤及肝胆,使气血运行不畅,肝郁脾虚,痰浊壅塞,湿热内生。柴芩调肝液以疏肝活血、渗湿化浊、清热解毒为主要治疗法则,方中柴胡疏肝解郁,丹参、山楂活血化瘀,祛除肝经之瘀结;黄芩、草决明解肝胆湿热毒邪,葛花善解酒毒,党参、陈皮、白茯苓、泽泻健脾除湿化浊。诸药合用则痰湿得化,浊邪得祛,五脏得安,肝脏功能恢复,脂肪代谢得以调整,达到清除肝内脂肪的目的。柴胡可拮抗酒精所致的肝损伤,其机制可能为提高肝细胞膜系统的稳定性。柴胡的主要生理活性成分柴胡皂苷已证实具有促进肝细胞脂质的代谢作用；丹参为自由基的强力清除剂，其主要成分丹酚 A、丹酚 B 及丹罗酚酸对实验性大鼠肝微粒体的脂质过氧化都有较强的抑制效应，作用远比维生素 E 强；山楂、草决明可干扰人体脂质合成，抑制胆固醇的吸收和沉积。葛花的甲醇提取物和三萜皂苷能抑制乙醇诱导的 TG 升高，异黄酮和三萜皂苷对 ALT、AST 异常升高也有显著的抑制作用。

1. 临床资料

45 例为 2000 年 1 月至 2003 年 1 月门诊肝病专科就诊的患者，按门诊序号随机分为治疗组和对照组(2∶1)。治疗组 30 例，男 21 例，女 9 例；年龄 28～58 岁，平均 37 岁；病程 1～8 年。对照组 15 例，男 9 例，女 6 例；年龄 26～58 岁，平均 36.2 岁；病程 1～10 年。两组资料经 Ridit 检验，性别、年龄、病程等方面均无显著性差异，具有可比性。

2. 诊断标准

全部病例均符合：①年龄 25～68 岁，均有 5 年以上饮酒史，且每日饮入酒精量 >80～150 g；②谷丙转氨酶(ALT)>40 U/L，谷草转氨酶(AST)>40 U/L，谷氨酰转肽酶(GGT)>50 U/L；③总胆固醇(TC)>52 mmol/L；甘油三酯(TG)>1.17 mmol/L；④B 超：肝脏肿大，近场密度增强，远场回声衰减，血管纹理不清晰；⑤患者均有不同程度的腹胀、乏力、肝区不适、头晕、恶心及大便不调等；⑥排除病毒性、药物性肝炎。

3. 治疗方法

一般治疗：①患者禁止喝任何含乙醇的酒或饮料；②控制饮食，以低脂肪、低碳水化合物、丰富的新鲜蔬菜为主，同时给予适量的蛋白质；③对于 ALT 或 AST>120 U/L 的患者应停止工作，以休息为主。

药物治疗：治疗组口服柴芩调肝液（基本处方由柴胡、黄芩、葛花、党参、陈皮、山楂、白茯苓、泽泻、丹参、草决明等组成），每次 30 ml，每日 3 次。对照组给予凯西莱（硫普罗宁，河南省新谊药业股份有限公司生产，规格：0.1 g×12）。每次 0.2 g，每日 3 次，同时给予适量的维生素 E、维生素 C。

4. 疗效标准

根据临床症状、肝脏功能、血脂、B 超等检查结果综合判断治疗效果。

临床治愈：临床症状消失，ALT、AST 恢复正常，TC、TG 水平下降率>20%，肝脏

B超显示肝内回声明显减弱,后场衰减明显减轻,肝内血管清晰。

有效:临床症状好转,ALT、AST部分或全部恢复,TC、TG水平下降率为10%～19%,B超提示脂肪肝较治疗前有所恢复。

无效:临床症状无明显变化,ALT、AST、TC、TG仅部分恢复,B超提示脂肪肝仍为治疗前的分型。

治疗前后检查血、尿常规,肝、肾功能,血脂,并观察记录患者出现的不良反应。

统计学方法:采用t检验、Ridit检验和X^2检验。

压迫侧面运动——让肝脏更健康

(1)双脚站立与肩同宽,将双手放置于腰上,脚尖稍微向外张开。

(2)紧缩下腹部,将左侧的脚底抬起,体重加于脚尖处20次,并将上体往左侧倒。这个时候要强力压迫左侧的腹肌,但胸部的肌肉仍然保持放松状态。伸腿,伸直膝盖不可弯曲,手不一定要放于腰上。

(3)在右侧进行相同的动作20次。做此动作时不要急躁,要慢慢地做。

这个运动有锻炼支撑身体的左右腹肌之作用。传统的强化腹肌运动,通常都会左右不均衡。所以在这里,先从左再往右加重重心,借着这样的运动以强化两边的腹肌。此外,这个运动也会均衡一下将粪便挤压出体外的腹肌力量。所以,这样的刺激运动对强化肝脏、刺激肝脏活力有很大的益处。

古献民

古氏涤脂灵冲剂治脂肪肝

脂肪肝并不是独立的疾病,常见的有酒精性、营养缺乏性、糖尿病性、内分泌失调性脂肪肝等。本病多见于中年人。近年来,随着人们生活习惯、生活方式和饮食结构的改变,B超的广泛使用,脂肪肝患者日益增多,所以脂肪肝已成为常见病。大多数脂肪肝患者起病缓慢,临床可以没有症状,有的仅见胁肋不适,食欲不振,腹胀或恶心呕吐,厌油,疲倦乏力,体重增加或减轻,这是由于长期过食肥甘酒酪之物,造成肝胆失疏,脾失健运,痰湿瘀浊停积胶着于肝致使肝络阻滞。中医辨证多属肝郁脾虚、痰浊内阻、湿热蕴结和气血瘀滞等证型。目前确诊脂肪肝虽然肝组织活检是金标准,但不被广泛使用。而以实验室血脂测定,血清中胆固醇、甘油三酯的升高和B超检查见肝脏出现密集微小波,后段肝波衰减为依据。

脂肪肝是可逆性病变,及时治疗和祛除致病因素后,肝内堆积的脂肪可以得以消除,绝大多数患者预后良好,不留后遗症。古献民认为针对脂肪堆积的原因,对内扶正气、通血脉、涤脂浊,对外少肥甘、多运动,增强机体对脂质的代谢和利用,其次加强机体的排泄功能,双管齐下,催化瘀消脂融。涤脂灵冲剂能活血通脉、涤脂降浊。方中三七、人参、丹参、山楂、泽泻、决明子均有降血脂的功效。三七、丹参活血化瘀通脉,能使血中升高的脂质涤除,决明子、泽泻能阻止甘油三酯在肝中滞留且能改善肝脏脂肪的代谢,山楂消肉积,可促进脂肪的分解,与三七共同阻止脂质从肠道吸收。人参固本培元,提高机体活力,增强代谢,促进胆固醇的排泄。诸药合用共奏活血通脉、涤脂降浊之功。涤脂灵冲剂涤除肝内脂质堆积功专力猛、疗效较好,且久服有延年轻身抗衰老的作用。

肝内脂肪的堆积是一个渐进的过程,临证用药涤除肝脂也需假以时日,因此要守方守药坚持服用才能显现疗效。

将63例脂肪肝患者应用涤脂灵冲剂,并与60例应用丹田降脂丸作对比。用生化检测两组治疗前后的血脂变化,用B超检测肝脂肪的多少。结果:治疗组服药后血清中胆固醇、甘油三酯水平明显降低,肝内脂肪堆积明显减少。与治疗前比较差异均有显著意义($P<0.05$);两组总有效率差异也有显著性意义($P<0.05$)。证明涤脂灵冲剂对降血脂和治疗脂肪肝有较好疗效。

【病案举例】

梁某,男,66岁,酒楼老板,身体肥胖。素来身体健康,嗜食肥甘,否认嗜酒史。1998年10月8日初诊,患者因事务繁忙而觉体力不支,头晕心悸,胸胁胀闷,纳呆前来就诊,查皮肤目睛无黄染,腹平软,肝脾未扪及,肝区重按压痛(+),口微苦,不渴,两便调,睡眠不佳,舌淡苔白腻,脉沉滑。血压150/90 mmHg,脉搏90次/分,心电图提示心肌劳损,B超提示脂肪肝图像。空腹抽血检查肝功能正常,胆固醇和甘油三酯升高,分别为7.8 mmol/L、4.62 mmol/L。诊断脂肪肝(气血瘀滞夹痰浊内阻)。治则:活血通脉,涤脂降浊。治疗:涤脂灵冲剂每日2次,每次10 g,开水冲服,2个疗程。嘱其注意饮食和加强运动锻炼。1999年4月16日二诊:服药后,饮食睡眠正常,体力恢复,复查血脂,胆固醇6.91 mmol/L,甘油三酯3.2 mmol/L,B超提示轻度脂肪肝。守原方服用4个疗程。2000年6月3日三诊:患者体重减轻8 kg,自我感觉良好,复查血脂,胆固醇5.73 mmol/L,甘油三酯1.55 mmol/L,B超提示正常。随访至2001年10月,虽年近七旬,仍精力充沛,继续奔波在生意场上。自述感觉良好,耳聪目明,性事感满意。作为保健延年,仍坚持每日1次冲服涤脂灵。

古献民采用降脂中药组方治疗高脂血症性脂肪肝,经过临床观察证明组方对高脂血症性脂肪肝有较好的疗效。涤脂灵冲剂制成散剂冲服,有利于药效的稳定和吸收,且便于携带和服用。涤脂灵冲剂虽药性温和,但重用三七、丹参、人参,故对气血瘀滞和痰浊内阻型的疗效较佳,对素体阴虚和湿热内蕴者不宜。此处方中活血通脉力强,妇女妊娠期、月经期应慎用。

曾玲等

曾氏调肝降脂液治酒精性脂肪肝

酒精性脂肪肝属中医"积证"、"肥气"范畴。酒食不节,伤及脾胃,脾失健运,湿聚成痰,痰郁日久化热,痰湿阻滞,气机不畅,瘀血内停,阻滞脉络而发病。曾玲等根据本病病机,采用舒肝清热活血、健脾除湿化浊法,拟定了调肝降脂液。方中首用柴胡、黄芩清肝利湿,共为君药;柴胡味苦微寒,入肝胆二经,舒肝解郁,和解退热;黄芩性味苦寒,入肺脾胆大小肠经,清热燥湿,泻火解毒,两者共奏清热疏肝、利湿解毒之功效。臣药选用丹参、山楂活血化瘀,驱除肝经之郁结;葛根善解酒毒;草决明助黄芩清解肝胆湿热毒邪,党参、白茯苓、泽泻健脾除湿化浊。诸药合用则痰湿化,热清瘀除,五脏得安,肝脏功能得以恢复,脂质代谢得以调整。

1. 临床资料

本组病例均为 2002 年 1 月至 2003 年 1 月收治的门诊和住院患者,采用数字表法分为两组。对照组 25 例,其中女 11 例,男 14 例;年龄 26～60 岁,平均(41.7±3.5)岁;病程 3～48 个月,平均(19.3±6.5)个月。治疗组 51 例,其中女 15 例,男 36 例;年龄 27～60 岁,平均(40.2±4.0)岁;病程 6～45 个月,平均(20.4±5.7)个月。两组资料比较,无显著性差异($P>0.05$)。

2. 诊断标准

(1)有长期饮酒史,饮酒年数>5 年,饮酒量>40 g/d。

(2)肝脏明显增大。

(3)谷丙转氨酶(ALT)>40 U/L,谷草转氨酶(AST)>40 U/L,谷氨酰转肽酶(GGT)明显增高。

(4)总胆固醇(TC)>5.2 mmol/L;甘油三酯(TG)>1.7 mmol/L。

(5)B超检查示肝脏肿大,近场密度增强,远场回声衰减,血管纹理不清晰。

(6)患者均有不同程度的腹胀、乏力、肝区不适、头晕、恶心及大便不调等。

(7)排除病毒性、药物性肝炎。

3. 治疗方法

(1)禁止喝任何含乙醇的酒或饮料。

(2)控制饮食,以低脂肪、低碳水化合物、丰富的新鲜蔬菜为主,同时给予适量的蛋白质。

(3)对于 ALT 或 AST>120 U/L 的患者应停止工作,以休息为主。

治疗组:口服调肝降脂液,药物组成:柴胡、黄芩各 12 g,葛根、山楂、泽泻、草决明各 15 g,党参、白茯苓、丹参各 20 g。制成口服液,每次 30 ml,每日 3 次。

对照组:用凯西莱(每片 0.1 g,河南省新谊药业股份有限公司生产)每次 0.1 g,每日 3 次。同时给予适量的维生素 E、维生素 C。

两组疗程均为 1 个半月。

4. 疗效标准

根据临床症状、肝脏功能、血脂、B超等检查结果综合判断治疗效果。

临床治愈:临床症状消失,ALT、AST 恢复正常,TC、TG 水平下降率>20%,肝脏B超显示肝内回声明显减弱,后场衰减明显减轻,肝内血管清晰。

有效:临床症状好转,ALT、AST 部分或全部恢复,TC、TG 水平下降率 10%~19%,B超提示脂肪肝较治疗前有所恢复。

无效:自觉症状无明显变化,ALT、AST、TC、TG 仅部分恢复,B超提示脂肪肝仍为治疗前的分型。

5. 疗效比较

治疗组 51 例中临床治愈 38 例,显效 10 例,无效 3 例,总有效率为 94.1%。对照组 25 例中临床治愈 16 例,显效 5 例,无效 4 例,总有效率为 84.0%。经统计学分析表明,组间差异显著($P<0.05$)。

血脂及肝功能指标测定结果比较,两组指标治疗后与治疗前相比,均存在显著性差异($P<0.05$),且治疗后组间指标亦存在显著性差异($P<0.05$)。

刘晓楠等
刘氏调肝脂胶囊治脂肪肝

脂肪肝多因长期过食肥甘厚味,伤及脾胃,或久坐久卧,体丰积盛,脾虚失运,痰湿内聚或湿热内蕴,肝失疏泄,气机不畅,气滞血瘀,痰瘀互结,络脉阻滞而致。脾虚痰湿或湿热内蕴者脂质沉积相对较轻,而痰瘀互结者可能不仅有脂质沉积,同时伴有炎症细胞浸润,肝细胞变性坏死及肝纤维化。中医学认为,脂肪肝的病因病机为长期过多嗜食肥甘厚味,饮酒过度,或因肝炎后调摄失当,使脾胃运化失司,肝用失调,血行失运,导致各种代谢紊乱,水谷不能化生精微,聚而为湿为痰,瘀阻肝络,留滞肝脏而成。故治疗以疏肝解郁,化痰利湿及活血化瘀为其主要治则。调肝脂胶囊中柴胡疏肝理气解郁;泽泻、白矾化顽痰而除湿;决明子清肝泻热,降脂泻浊;山楂化瘀消脂;丹参、当归养血活血祛瘀,改善微循环,增加血流量;黄芪、黄精具有降脂、抑脂作用。现代药理研究证实,山楂、泽泻、决明子、黄精具有降脂作用;丹参、当归具有改善微循环、抗氧化、抗自由基之功效。全方共奏行气活血,祛瘀消脂之功效。故可使肝疏、脾健,痰湿无滋生之源,肝络无瘀阻之患,脂肪无堆积之虞,故能取得较好疗效。

1. 临床资料

128例脂肪肝患者,门诊患者106例,住院患者22例。参照文献标准确定诊断,排除糖尿病及心、肝、肾功能异常者,随机分为2组。治疗组65例,男42例,女23例;年龄29~64岁,平均(42±4.8)岁;病情属轻度25例,中度28例,重度12例;病程6个月~5.6年,平均(3.6±0.3)年。对照组63例,男46例,女17例;年龄30~65岁,平均(43±2.5)岁;其中病情属轻度23例,中度30例,重度10例;病程7个月~5.6年,平均(3.4±0.5)年。两组一般资料比较无显著性差异($P>0.05$),具有可比性。

2. 治疗方法

两组治疗前均停服其他降脂保肝药物。

治疗组：调肝脂胶囊(由山楂、泽泻、决明子、丹参、当归、黄芪、柴胡、黄精、白矾等药物按比例制成胶囊。每粒0.4 g，相当于生药3.65 g，每次4粒，每日3次口服。

对照组：吉非罗齐(商品名诺衡，每粒含吉非罗齐0.3 g，湖南株州湘江制药厂生产)2粒，每日2次。

两组均以8周为1个疗程，1个疗程后评定疗效。

3. 观察指标

两组均于治疗前后分别取清晨空腹血测血脂(日立7020全自动生化分析仪)：血清总胆固醇(TC)、甘油三酯(TG)、高密度脂蛋白胆固醇(HDL-C)，丙氨酸转氨酶(ALT)；B超(日产东芝Alok630型超声诊断仪)检测治疗前后肝脏大小、管道、回声、光点疏密等。

4. 疗效标准

治愈：B超显示脂肪肝消失，血脂下降至正常范围，肝功能正常，自觉症状消失。

好转：B超显示脂肪肝程度减轻，其他指标有不同程度好转，ALT下降20%以上，血脂下降10%以上。

无效：B超显示脂肪肝程度无变化，血脂下降10%，ALT下降20%，自觉症状无减轻。

5. 疗效比较

治疗组治愈25例，占38.5%；好转35例，占53.8%；无效5例，占7.7%；总有效率92.3%。对照组治愈15例，占23.8%；好转35例，占55.6%；无效13例，占20.6%；总有效率79.4%。两组总有效率比较有显著性差异($P<0.05$)。

不良反应：治疗组有3例患者于服药初期出现轻微上腹部不适，1周后自行缓解，余无其他不适。

陈晓云等
陈氏调脂散胶囊治老年高脂血症脂肪肝

随着高脂血症发病率的上升,高脂血症所致脂肪肝的比例也越来越大。已有报道认为,脂肪肝与血脂含量的严重程度有关,但主要与甘油三酯相关。因而,降脂是治疗高脂血症性脂肪肝的主要手段之一。现代药理研究证实,淫羊藿能减少肝脏过氧化脂的形成;何首乌富含卵磷脂,能阻止胆固醇在肝内沉积,使肝中的甘油三酯显著降低;郁金有增加肝脏血流量,促进脂肪在肝内氧化加强的作用;山楂有减少肝脏脂肪的存贮和沉积的作用;黄精对防止肝脏脂肪浸润有一定作用;泽泻通过影响与胆固醇代谢有关的酶及抑制肝内甘油三酯合成等作用而抗脂肪肝。脂肪肝属中医学"积聚"、"胁痛"范畴,其产生责之于肝、脾、肾三脏。高脂血症性脂肪肝,有脾失健运,水湿内停,痰浊内生,以致肝失疏泄,肝血瘀滞,土壅木郁,痰瘀交阻的病机。此外,肾失气化,又加重痰瘀留滞。陈晓云等认为,血脂为水谷所化生的精微物质,其吸收和代谢是在脏腑的协同作用下完成的,其中肝的疏泄作用和肾的气化作用尤为重要。老年患者肾气已虚,气化不及,又肾精亏耗,水不涵木,肝失疏泄,致血脂聚为痰瘀,痹阻于肝脏络脉则为脂肪肝。调脂散胶囊能补肝益肾健脾、行气利湿化痰、活血化瘀导滞,因此治疗老年高脂血症性脂肪肝有较好的疗效。

1. 临床资料

87例脂肪肝患者,均符合以下脂肪肝的诊断标准:①B超提示脂肪肝;②血脂升高,胆固醇≥6.46 mmol/L或甘油三酯≥1.64 mmol/L;③临床症状:可见肝区不适或胀痛、乏力、食欲不佳、腹胀等;④肝功能轻度或中度异常(ALT、AST升高)。随机分为治疗组46例,其中男28例,女18例;年龄46~65岁,平均(57.74±5.38)岁。对照组

41例,其中男24例,女17例;年龄48~64岁,平均(56.39±4.93)岁。两组临床资料无显著性差异,有可比性。

2. 治疗方法

治疗组予调脂胶囊(药用淫羊藿、女贞子、何首乌、郁金、山楂、石菖蒲、黄精、泽泻、大黄、水蛭、生蒲黄等,每粒含生药1.2 g),每次5粒,每日3次。对照组予东宝肝素片,每次3片,每日3次。3个月为1个疗程,治疗期间不必特殊调整饮食。疗程结束后复查1次。

3. 疗效判断

疗效判定标准参照《临床证候诊断依据治愈好转标准》;

显效:临床症状消失,B超检查脂肪肝消失,血脂、肝功能恢复正常。

有效:临床症状缓解,B超检查有明显改善,血脂明显下降,肝功能明显改善。

无效:临床症状、B超检查、血脂、肝功能等均无明显改善。

4. 治疗结果

两组临床疗效总有效率:治疗组84.78%,对照组65.85%;两组治疗后疗效有显著性差异($P<0.05$),治疗组高于对照组。

脂肪肝饮食指南

高蛋白、低糖(包括主食)、高纤维(多蔬菜、水果)按以下比例吃,保证营养均衡,还美味无穷(经验证明,坚持吃半年,身体状况一定大变)。那就是:一份粮食;3~4份优质蛋白(肉、豆腐、蛋);6份蔬菜和水果;常喝奶类(不用管是否低脂),每天250~500 ml;零食吃坚果,如美国杏仁、核桃和松子、瓜子。

另外,可适当参加类似快走(每天走6 000~7 000步,1小时内)、游泳、自行车等有氧运动。要少饮酒,或最好不饮酒。坚持半年一年,脂肪肝就会减轻或消失。

裴道灵等
裴氏复方丹参滴丸治老年性脂肪肝

脂肪肝可以发生在任何年龄,老年人出现脂肪肝与脂肪代谢异常有关,特别是与老年人的生理特性有密切的关系。进入老年后,血脂蛋白酶活性降低,使饮食后乳糜微粒(CM)和低密度脂蛋白清除速率减慢,而肝脏分泌的极低密度脂蛋白却在上升,过多的极低密度脂蛋白转化成低密度脂蛋白。再者,绝经后的妇女由于雌激素水平下降等因素,使脂肪肝的发生率上升。

复方丹参滴丸由丹参、三七、冰片等组成,具有活血化瘀、理气止痛、豁痰开窍之功。现代药理学研究证实,丹参具有明显的抑制肝细胞脂质过氧化反应作用。目前认为由于多数降脂药可能加重脂肪在肝脏中的沉积,因此用药上应当谨慎,而部分脂肪肝患者最终可发展为肝纤维化甚至肝硬化,对其治疗也应引起足够重视。由于本观察病例的临床诊断较复杂,脂肪肝多为次要诊断,因此统计上较困难。限于观察时间尚短,无法观察到复方丹参滴丸对老年脂肪肝疗效影响的机制及远期疗效的影响,有待今后进一步总结。

1. 临床资料

全部120例患者系光华中西医结合医院脂肪肝专科、天山中医医院肝炎科门诊及住院患者,随机平均分为观察组和对照组。观察组中年龄最小60岁,最大78岁,平均(64.42±3.69)岁;对照组中年龄最小60岁,最大76岁,平均(64.25±2.88)岁。排除肝癌、肝硬化、肝炎活动期病例。两组在年龄、性别、病情等方面无明显差异,具有可比性。

2. 诊断标准

运用B超检查将脂肪肝分为3度。轻度脂肪肝:近场回声增强,远场回声衰减不明显,肝内管状结构仍可见;中度脂肪肝:前场回声增强,后场回声减弱。

3. 治疗方法

观察组和对照组均给予口服吉非罗齐胶囊0.6 g,每日2次;多烯康胶囊1.8 g;维生素C片0.3 g,每日3次。观察组加服复方丹参滴丸(天津天士力制药股份有限公司生产)10粒,每日3次。疗程3个月。

4. 疗效标准

临床治愈:B超显示肝脏形态恢复正常。

显效:B超显示脂肪肝呈轻一度及以上好转。

有效:B超显示脂肪肝好转但未达到轻度的程度。

无效:脂肪肝无好转或加重。

同时观察治疗前后血清总胆固醇(TC)、甘油三酯(TG)、高密度脂蛋白(HDL-C)等指标及药物毒副反应。

5. 治疗结果

观察组总有效率为91.67%,对照组总有效率为68.34%,$P<0.01$。提示复方丹参滴丸对老年脂肪肝具有良好的协同治疗作用。

运用复方丹参滴丸治疗脂肪肝是活血化瘀方法在脂肪肝治疗方面的体现,但活血化瘀方法并不适合所有的人,应当认真掌握治疗的适应证。

脂肪肝的食物克星

燕麦:含有降低甘油三酯的亚油酸和皂苷。

海带:所含的牛磺酸能降低胆固醇。

大蒜:可阻止血栓形成。

苹果:含有丰富的钾,能维持人体的正常血压。

洋葱:降血脂,防止动脉硬化。

另外,脂肪肝患者不妨常年准备有降脂作用的胡萝卜、花生、葵花籽、山楂、无花果等食品。

郭 明

郭氏复方地龙胶囊治脂肪肝

导致脂肪肝的原因很多,如饮酒、营养失衡、肥胖病、糖尿病、药物中毒等,但目前最主要的原因是肥胖人口的迅速增加和饮酒量的巨增。下述治疗的60例脂肪肝患者均为肥胖者,其中有饮酒史者45例,占患者的80%。可见,肥胖和饮酒是引起脂肪肝最常见和最重要的原因。复方地龙胶囊由鲜地龙、黄芪、川芎、牛膝提取制成,其有效成分有蚓激酶、黄芪甲苷、阿魏酸、齐墩果酸、牛膝甾酮等,可以改善血液循环,降低血小板黏附率,降低血液黏稠度,加快微血管循环,改善血液的黏、浓、聚状态,并能调节异常脂质代谢。脂肪肝患者主要由于血脂升高,血液黏稠导致肝脏微循环障碍,从而使肝内脂肪不能很快代谢和被运出,进而导致脂肪肝的产生。复方地龙胶囊具有改善血液循环,减少血液黏稠度,调节异常脂质代谢的作用,可加速肝内微循环,促进肝细胞内脂肪的代谢,最后达到治疗脂肪肝的目的。尤其是其有效成分中还含有大量的齐墩果酸,它可明显消除脂肪肝造成的肝细胞损伤,降低血清ALT、AST水平,减轻肝细胞损害,消除肝脏炎症,促进肝细胞代谢,有良好的保肝护肝作用。虽然复方地龙胶囊的功能、主治中尚未列出治疗脂肪肝之功效,但其药理作用恰能针对脂肪肝的发病机制,又含有丰富的齐墩果酸。因此,郭明在面对大量患者而无有效药物的情况下,根据其药理作用,开展了对脂肪肝患者的临床观察研究,以60例脂肪肝患者的治疗情况看,有效率高达91.7%。

1. 临床资料

60例患者均来自门诊。其中男54例,女6例;年龄20~60岁,平均年龄为40岁;体重过重者15例,轻度肥胖者21例,中度肥胖者18例,重度肥胖者6例(体重超过标准体重10%为过重,超过20%~30%为轻度肥胖,超过30%~50%为中度肥胖,超过50%以上者为重度肥胖)。有饮酒史者48例,其中28例饮酒量每日250 ml,(50度白酒)以上,合并糖尿病者 8 例。

2. 诊断依据

全部患者均具备以下条件:肥胖,肝肿大并有肝区胀痛。经 B 超检查显示肝肿大,肝内光点密集及肝后衰减。血脂增高:总胆固醇(TC)$\geq$6.18 mmol/L,甘油三酯(TG)$\geq$2.3 mmol/L。肝功能检查转氨酶及转肽酶轻度或中度升高。

3. 治疗方法

参照有关标准。方法:口服复方地龙胶囊(南京恒生制药公司生产),饭后温开水送下,每日 3 次,每次 2 粒,共服用 90 天。

4. 疗效标准

肝肿大回缩,主要症状消失。B 超检查示脂肪肝明显好转。疗程结束后体重下降 10%以上,TC、TG、肝功能恢复到正常值。显效者符合上述标准中的 3 项,有效者符合其中 2 项,仅有 1 项改善或 4 项均无变化者为无效。

5. 结果

血脂变化治疗前后有显著改变,治疗效果:显效 44 例,有效 11 例,无效 5 例,总有效率为 91.7%。

运用复方地龙胶囊治疗脂肪肝意在改善脂肪肝患者血液流变学的异常,从而通过加速血流速度使人体的脂肪代谢加快,达到了很好的治疗目的。

脂肪肝的食物选择

(1)优先保证优质蛋白质食物及新鲜绿叶蔬菜。

(2)控制食糖、各种甜食及高热能食物,如含糖量高的蔬菜、水果、胡萝卜、土豆、芋头、山药、粉条、巧克力、甜点心等。

(3)少吃或不吃煎炸等油脂含量高的食品。

(4)胆固醇含量高的食品也宜限制。

(5)适当选用含甲硫氨基酸高的食物。

董筠等
董氏复青降脂汤治非酒精性脂肪肝

脂肪肝属于中医"胁痛"范畴。其病因病机多为过食肥甘厚味,或饮酒过度,或感受湿热疫毒,或情志失调,或久病体虚等致肝失疏泄、脾失健运、湿热内蕴、痰浊郁结、瘀血阻滞而最终形成湿痰瘀热互结,痹阻肝脏脉络。董筠等以疏肝健脾、理气活血、祛痰化湿为大法,自拟复青降脂汤治疗,临床观察表明本方能使 ALT、AST、TG、TC 明显降低,B超声像图明显好转,临床症状显著改善,说明复青降脂汤能有效保肝降酶、降低血脂,总有效率达 83.3%。方中大黄为君,《本经》曰大黄有"调中化食,安和五脏"之功。朱良春教授亲身体会认为大黄确有推陈致新,延缓衰老,降低胆固醇、甘油三酯及利胆消石之功;郁金、丹参行气活血;白术、茯苓健脾化湿;山楂、红曲消食导滞;泽泻清利湿浊,导湿下行;更兼柴胡疏肝解郁,升举清阳之气。全方共奏升清降浊、行气活血、祛瘀生新之功,使体内之痰浊瘀阻得以祛除而达保肝降脂目的。

1. 临床资料

30 例均为 1998 年 1 月至 2002 年 1 月住院及门诊患者,均经 B 超诊断为脂肪肝,中医辨证属痰湿瘀阻型。其中男 21 例,女 9 例;年龄 32~65 岁;病程 1 周至 18 年;合并高脂血症者 16 例,糖尿病者 3 例,胆石症者 4 例,肥胖型 11 例(以体重指数=体重(kg)/身高(m^2)≥24 作为肥胖标准)。以体检健康者 15 例为正常对照组,男 8 例,女 7 例;年龄 27~60 岁,血糖 3.9~5.9 mmol/L,体重指数 21.5~24。

2. 诊断标准

参照 2000 年中华医学会肝脏病学分会脂肪肝和酒精性肝病学组制定的《非酒精性脂肪肝诊断标准(草案)》拟定。

3. 治疗方法

采用复青降脂汤治疗。方药组成：生大黄 8 g，柴胡 6 g，郁金 15 g，白术 10 g，茯苓 15 g，泽泻 20 g，丹参 20 g，生山楂 20 g，红曲 10 g，何首乌 10 g。每日 1 剂，分 2 次口服。8 周为 1 个疗程，共 3 个疗程。

4. 疗效观察

观察指标：①肝脏超声显像；②血生化指标：谷丙转氨酶（ALT）、谷草转氨酶（AST）、谷氨酰转肽酶（GT）、甘油三酯（TG）、总胆固醇（TC）；③安全性指标：空腹血糖、尿素氮、肌酐、肝功能、尿蛋白、心电图。

5. 疗效标准

①临床症状、体征好转或消失。②B 型超声波检查：a. 肝脏声像图基本恢复正常，脂肪肝特征消失；b. 肝脏声像图明显好转。③肝功能恢复正常标准。④参照卫生部颁发的《临床研究指导原则》：a. TC 下降≥20%，或 TG 下降≥40%；b. TG 下降 10%～20%，TG 下降 20%～40%；c. 未达到有效标准。治愈：符合标准①、②-a、③、④-a 者。显效：符合标准①、②-b、③、④-b 者。

有效：符合标准①，③和（或）④-b 者。

无效：不符合以上判断者。

6. 治疗结果

治疗组 30 例中，临床治愈 11 例，占 36.7%；有效 14 例，占 46.6%；无效 5 例，占 16.7%。总有效率为 83.3%。治疗前后 ALT、AST、血脂水平变化改变明显。治疗前后 B 超肝脏声像图的改变：脂肪肝分级标准以赵玉珍等在 1998 年《中华超声影像学杂志》发表的"原发性肝癌在高危人群中检出率的多普勒超声研究"为依据。治疗前正常 0 例，轻度 9 例，中度 17 例，重度 4 例。治疗后正常 9 例，轻度 6 例，中度 12 例，重度 3 例，前后比较，$P<0.05$。

治疗前后 ALT、AST、TG、TC 等都有明显的改变。与治疗前比较，$P<0.01$。

7. 不良反应

3 例患者于服药初期有轻度便溏，后自行缓解，余无不适。

通过复青降脂汤治疗脂肪肝可以有效地改善脂肪肝患者的临床症状与体征，服用药物过程中出现腹泻是正常反应。

党中勤

党氏肝脂康胶囊治脂肪肝

中医认为,脂肪肝主要由于嗜食肥甘厚味,脾运不及,或肝病日久,致脾失健运,水湿不化,凝聚为痰,痰浊停聚中焦,壅塞气机,土壅木郁,肝胆失疏,气机不畅,血行瘀滞,痰瘀膏浊沉积于肝而成。治疗当疏肝健脾,化痰祛瘀,利胆降浊。肝脂康中泽泻、半夏化痰利湿降浊,为君药;姜黄、三七参、生山楂活血化瘀消积,为臣药;青皮、茯苓疏肝健脾,金钱草、大黄通腑利胆降浊,共为佐使药。全方合用,共奏疏肝健脾,化痰祛瘀,利胆降浊之功。现代药理研究表明,泽泻、生山楂有明显的降血脂、抗脂肪肝作用;姜黄主要成分姜黄素能够减少肝脏中甘油三酯、游离脂肪酸含量,可降低血清总胆固醇及甘油三酯;大黄能够抑制胆固醇吸收,促进胆固醇的排泄,降低血清及肝脏胆固醇含量;大黄、三七参等具有保肝、降酶、退黄作用。

1. 临床资料

所选病例均符合如下标准:①临床表现。右胁胀满、胀痛或隐痛,纳差,腹胀,乏力,触诊肝区不适,肝脏边缘饱满或肿大。②影像学检查。B超提示脂肪肝声像图(肝内光点密集,肝后缘回声衰减)。③实验室检查。血脂升高(总胆固醇$\geqslant 6.2$ mmol/L,甘油三酯$\geqslant 1.8$ mmol/L),肝功能异常,ALT>46 U/L。将所选病例92例随机分为观察组62例,对照组30例。观察组中,男43例,女19例;年龄28~60岁,平均(40.5±4.2)岁;病程0.5~10年,平均(5.2±2.4)年;其中不明原因脂肪肝9例,酒精性脂肪肝23例,肝炎后脂肪肝30例。对照组中,男21例,女9例;年龄32~59岁,平均(41.8±4.6)岁;病程0.6~9年,平均(5.4±2.6)年;其中不明原因脂肪肝4例,酒精性脂肪肝11例,肝炎后脂肪肝15例。两组患者临床资料各项比较均无显著性差异($P>0.05$),具有可比性。

2. 治疗方法

观察组用肝脂康胶囊,药物组成:金钱草、泽泻各30 g,半夏12 g,姜黄、生山楂、青皮、茯苓各15 g,大黄10 g,三七参6 g,由制剂室按一定工艺提取、加工,精制成胶囊,每粒0.34 g,(相当于生药3.75 g),每次3粒,每日3次,口服。对照组用东宝肝泰片(吉林通化东宝药业股份有限公司生产),每次3片,每日3次,口服。两组均以2个月为1个疗程,治疗期间均不用其他降脂药物。

3. 疗效标准

临床治愈:症状、体征完全消失,肝功能(ALT)、血脂(Ch、TG)正常,B超提示肝脏声像图恢复正常。

显效:症状、体征消失,ALT及血脂升高部分下降50%以上,B超提示脂肪肝声像图明显减轻。

有效:症状、体征明显减轻,ALT及血脂下降,B超提示脂肪肝声像图改善。

无效:未达以上标准者。

4. 治疗结果

观察组62例中,临床治愈24例,显效18例,有效16例,无效4例,总有效率93.55%;对照组30例中,临床治愈6例,显效7例,有效9例,无效8例,总有效率73.33%,两组比较有显著性差异($X^2=7.284$,$P<0.01$),观察组疗效明显优于对照组。两组治疗前肝功能及血脂各项指标比较无显著性差异($P>0.05$),具有可比性;每组治疗前后自身比较,肝功能及血脂指标均有显著改善($P<0.05\sim0.01$);两组治疗后比较,观察组改善肝功能、降低血脂疗效均优于对照组($P<0.05\sim0.01$)。

通过采用利湿化痰的中药治疗脂肪肝可以有效地降低血脂,改善临床症状,在临床研究中有对照,其治疗方法有一定的说服力。

李金海等
李氏护肝降脂冲剂治脂肪肝

中医认为脂肪肝病因多为长期嗜食膏粱厚味，或肝炎后期调养不当，导致肝脾运化精微功能失调，脾失健运，精微物质不能正常输布，清浊不分，脂浊内生，蕴积化热，湿热留恋，日久化痰、阻塞经络而致血脉痹阻，经脉阻滞则右胁胀痛。根据以上病机，李金海等自拟益气化痰、软坚散结之护肝降脂冲剂，用以治疗脂肪肝。其中黄芪能益气健脾，活血生血。药理研究认为，黄芪具有机体免疫双向调节作用，能促进肝细胞损伤的修复，提高红细胞消除 IC 的功能，使 IC 在肝细胞内沉积减少，减轻 IC 介导的变态反应性炎症，对于恢复肝功能有较好效果。首乌归肝肾经，补肝肾益精血，润肠通便，有人以首乌粉治疗实验性高脂血动物，可使肝脏中 TC 降低 52%；首乌所含二苯烯成分，对于过氧化玉米油所致大白鼠的脂肪肝和肝功能损害，肝中过氧化脂质含量的升高，均有明显对抗作用；首乌所含的多量卵磷脂尚能阻止 Tch 在肝脏内的沉积。泽泻可使高脂饮食的兔肝内脂肪含量降低。对低蛋白饮料或四氯化碳所致大白鼠脂肪肝亦有疗效。白芥子，温阳祛痰，利气散结，通络止痛。天竹黄，甘寒，归心肝胆经，清热化痰，与白芥子合用一温一寒，相辅相成，能治恣食肥甘所致之痰涎内阻、脂浊内生之证。鳖甲软坚散结，消除肝内脂肪郁积。姜黄，辛苦温，归肝脾经，破血行气，通经止痛，含姜黄素等降脂活性成分，对高脂血症饮食的大白鼠，可明显抑制其肝中 TC 和 CH，亦可显著促进胆汁排泄。丹参活血化瘀。垂盆草、鸡骨草保肝降酶。诸药合用共达益气化痰、软坚散结之效，通过临床验证护肝降脂冲剂具有降低血脂、降低血液黏稠度、促进肝内脂肪吸收的作用，是较好的抗脂肪肝药。

1. 临床资料

全部病例均来自 2000 年 1 月至 2002 年 10 月期间门诊病例，且符合脂肪肝的诊断标准，按就诊顺序随机分为治疗组及对照组。治疗组 330 例，其中男 291 例，女 39 例；

年龄最大68岁,最小22岁,平均43.72岁;病程最短3个月,最长10年,平均(2.92 ± 2.83)年。对照组160例,其中男142例,女18例;年龄最大67岁,最小25岁,平均45.12岁;病史3个月~12年,平均(2.56 ± 2.35)年,两组年龄、性别、病史经统计学处理无明显差异,具有可比性。

2. 诊断依据

参照范建高的标准,具有第1条及其余3条的两项者。①B超示:肝脏形态规则,表面光滑,实质回声近场增强,远场衰减,光点细密,分布均匀,肝内血管欠清。②症见肝区胀痛或不适,倦怠乏力,腹胀,食欲不振,恶心,口苦,肝脏肿大等。③血脂增高。④肝功异常。

治疗组330例给予护肝降脂冲剂,每袋重10 g,主要成分:黄芪、首乌、天竹黄、白芥子、垂盆草、鸡骨草、丹参、鳖甲、泽泻、姜黄。口服,每日3次,每次1袋。对照组给予市售东宝肝泰口服(中国通化东宝药业有限公司生产),每日3次,每次4片,疗程为3个月。

3. 观察指标

症状、体征、肝功能、血脂、血黏度及B超检查。3个月后评定疗效,统计对比。

4. 疗效评价

显效:症状、体征消失,肝功能正常及血脂下降达到以下任1项者:TC下降$\geqslant$20%、TG下降$\geqslant$30%或B超脂肪肝表现消失。

有效:1/3~2/3症状、体征消失或好转;肝功能基本正常或好转及血脂下降达到以下任1项者:TC下降$\geqslant$10%,但$\leqslant$20%,TG下降$\geqslant$20%,但$\leqslant$30%,或B超脂肪肝表现好转。

无效:症状、体征无明显改善,肝功能改善不明显,血脂下降达不到有效标准,超声波表现无好转者。

护肝降脂冲剂组全血比黏度、血浆比黏度、还原比黏度较治疗前明显降低($P<0.01$),且治疗后结果与治疗组治疗前结果对比($P<0.01$)亦具有显著性差异,说明护肝降脂冲剂有较好的降低血液黏度作用。

选择一些具有降脂作用的药物组成的护肝降脂冲剂,可以有效地改善脂肪肝患者的高血脂状态,对于防治脂肪肝有较好的作用。

杨 菊等

杨氏降脂脉安冲剂治脂肪肝

脂肪肝多因酗酒、嗜食肥甘厚味、酒食伤肝碍胃,日久脾运化失常,水湿内停,痰浊内生,瘀血阻络,脂质沉积于肝脏而发生,治疗以益气健脾化湿,活血祛痰消积。故降脂脉安冲剂方用生黄芪以健脾益气补后天之本,紫丹参活血化瘀通络,决明子清肝热,泽泻健脾化湿利水,生山楂祛痰消积,干荷叶醒脾化湿,生麦芽消食导滞、疏通气机,全方共奏疏肝健脾,利湿化痰,祛瘀消积之功。

现代药理研究证实,黄芪、山楂、决明子不仅能降低胆固醇,还能降低甘油三酯,并且能阻止脂肪肝以及减少肝脏脂肪的浸润;丹参降低血和肝中的甘油三酯,改善肝质地;泽泻改善肝脏脂肪代谢,抑制外源性胆固醇吸收及肝内甘油三酯合成,同时降低血中胆固醇和甘油三酯含量。中药与脂必妥相比,在降脂同时有保肝作用,且无明显不良反应。

80例均为门诊和住院患者,其中男66例,女14例;年龄25~72岁,平均45岁。肥胖者42例,饮酒者58例,高血压18例,胆囊炎12例,肝炎9例。随机分为两组,其中治疗组52例,对照组28例。均有不同程度的肝区疼痛,腹胀,纳差,乏力。B超检查示:明亮肝,肝内小血管欠清晰,肝后方回声衰减。血脂升高,总胆固醇(TC)≥5.98 mmol/L,甘油三酯(TG)≥2.26 mmol/L。ALT和AST轻度或中度升高。

适当休息,控制饮食,禁止饮酒。治疗组用降脂脉安冲剂,药用生黄芪、紫丹参、泽泻各15 g,决明子14 g,生山楂、生麦芽各13 g,干荷叶3 g。由昆山市中医院制剂室加工成速溶颗粒冲剂,均分为3包,每包15 g,每日3次,每次1包,用温开水冲服,3个月为1个疗程。对照组口服脂必妥3片,每日3次,3个月为1个疗程。

降脂效果参照1993年卫生部药政局制定《新药临床研究指导原则》的疗效评定标准,即结合临床症状、肝功能、血脂、B超等综合判断。显效:临床症状消失,ALT、AST

恢复正常,TC 下降≥20%,TG 下降≥40%,肝脏 B 超显示肝内回声前部明显减弱,后部衰减明显减轻,肝内血管走行清晰;有效:临床症状好转,TC 下降 10%～20%,或 TG 下降 20%～40%,B 超提示脂肪肝好转;无效:未达到以上标准,肝脏 B 超未见好转。

治疗组有效率 92.31%,对照组有效率 53.57%。两组总有效率有非常显著性差异($P<0.01$),降脂脉安冲剂治疗脂肪肝优于脂必妥。

运用补气降脂药物治疗脂肪肝,既可以改善肝功能、降低血脂,又可以通过中药的作用达到减肥的目的,可谓一举两得。

小量随意运动最健身,助您远离脂肪肝

生命在于运动,运动可以强身健体。而多大的运动量才能健体呢? 有人主张,必须大运动量才有利于健身。这种主张有些偏颇,其实小量随意运动最强身。

美国医学家和运动专家通过长时间的试验观察,得出结论:不必苛求标准量的运动,小量、随意的运动对人体保健效果最好。研究人员通过完成定额脚踏车训练任务,对 1.3 万名男女进行了 8 年的综合调查,以期了解何种运动为适量。经过分析对比,5 组接受试验的人中,最差一组的死亡率平均比最好一组高 3 倍。而死亡率最低的并不是热衷于体育锻炼的健将们,而是从事小量运动的人群。与此同时,美国运动专家对 10 240 名男子和 3 120 名女子进行历时 8 年的运动量与健康的研究后,也得出类似的结论,证明四肢不勤者的早死率为 64%,是运动者的 3 倍,而从事轻运动的人比大运动量者的早死率要低。

孙菱娟等

孙氏化瘀泄浊汤治脂肪肝

脂肪肝病位在肝,涉及脾肾,病理证候多为痰浊内阻和气滞血瘀。据此,用化瘀泄浊汤治疗本病。方中选丹参、山楂、海藻健脾化瘀散结,制大黄、决明子、泽泻清肝化瘀泄浊,枸杞子、制首乌滋补肝肾,黄芪、柴胡健脾疏肝。诸药合用共奏化瘀泄浊散结、健脾疏肝滋肾之效,补泻并施,标本兼顾,相得益彰。

1. 临床资料

46例患者皆为门诊或住院患者,且经B超或CT检查确诊为脂肪肝。其中,男性30例,女性16例;年龄在23~68岁,平均42.5岁;病程最短者20天,最长者11年;肥胖性脂肪肝26人,肝炎后(排除肝炎活动期)脂肪肝8人,糖尿病性脂肪肝7人(其肥胖与糖尿病并存者5人),酒精性脂肪肝5人;合并高脂血症者28人(胆固醇增高者22例,甘油三酯增高者25例),伴转氨酶升高者8人,有高血压病史者7人,有冠心病史者3人,无明显症状者5人;其临床表现为神疲乏力,腹胀胁痛,纳谷不香,舌质黯红或淡胖、苔多薄腻,脉多弦滑。

2. 治疗方法

以中药化瘀泄浊、健脾疏肝为大法,自拟化瘀泄浊汤加减。基本方:丹参30 g,生山楂30 g,海藻20 g,制大黄10 g,决明子20 g,泽泻20 g,制首乌20 g,枸杞子15 g,柴胡10 g,黄芪30 g。

气虚便溏者,去决明子、制大黄,加党参、白术、苡仁;肝肾阴虚者,加黄精、女贞子;气滞为甚、胁痛腹胀者,加郁金、枳壳;瘀结较甚、肝脾肿大者,加桃仁、莪术、赤白芍;湿邪较重、胸闷呕恶者,去黄芪、枸杞子;苔白腻者,加苍术、陈皮、法半夏;苔黄腻者,加黄芩、山栀、法半夏;伴高血压者,加石决明、益母草。每日1剂煎服,头煎加水500 ml,煎30分钟,取汁150 ml;二煎加水300 ml,煎20分钟,取汁150 ml。二煎混合,分2次口服。同时适当地锻炼、禁酒、限制脂肪类食物,糖尿病患者继续服用降糖药控制血糖。

3. 疗效观察

治愈:临床症状缓解,体征、肝功能及血脂恢复正常,B超显示肝脏脂肪样变性消失。

显效:临床症状、体征及肝功能基本恢复,血脂下降20%以上,B超显示肝脂肪样变性明显好转。

好转:临床症状及体征明显改善,血脂下降20%以下,B超显示肝脂肪样变性好转。

无效:症状或体征稍有改善,B超无明显变化。

4. 治疗结果

临床治愈15例,显效13例,好转10例,无效8例,总有效率82.6%。全部病例中以单纯肥胖性脂肪肝疗效最好,其临床症状及体征经治疗后均得到缓解或改善,转氨酶升高者治疗后基本恢复正常或接近正常,原血脂高者治疗后血脂均有不同程度的下降。

采用活血化瘀、化痰降脂的方法治疗脂肪肝,配合已经明确治疗脂肪肝的药物,可以较快地达到治疗效果。

预防脂肪肝的食物一

大豆及豆制品

属于高蛋白、低脂肪且适宜脂肪肝的营养品,其含有丰富的不饱和脂肪酸、蛋白质、维生素E和卵磷脂,经常食用有降胆固醇、降脂、保肝、修复受损肝细胞等作用,可以说是防治脂肪肝的饮食佳品。

邓家刚等
邓氏黄龙肝脂消合剂治高血脂脂肪肝

脂肪肝病因多为饮食不节,嗜食肥甘厚味及长期饮酒。另外,感受湿热疫毒,或情志失调,或久病体虚以及食积、气滞等也是导致脂肪肝的常见因素。病机为肝失疏泄,脾失健运,湿热内蕴,痰浊郁结,瘀血阻滞,最终形成湿痰瘀阻互结,痹阻肝脏脉络而成。处理方法主要有活血化瘀法、健脾消导法、清热解郁法、利水渗湿法、养阴疏肝法、通下法等。病变多责之肝脾,遣药处方也多从肝脾着手。患者多有肾气不足、肾精渐亏之象。肾主水,为水脏,肾气不足,水液代谢障碍即可导致痰湿内生;肾精亏损,水不涵木又可引起肝的疏泄功能失常,造成脂质沉积于肝而发病。基于上述认识,邓家刚等认为,对脂肪肝的治疗,当益气活血,祛湿消脂,肝脾肾兼顾。黄龙肝脂消合剂正是体现了这一组方原则。方中龙血竭性平,味甘咸,入心、肝经,功具活血化瘀;配以黄芪益气补脾行水,脾气健旺利于湿浊转化;黄芪性温,寓有"病痰饮者,当以温药和之"之义。两药合用切中脂肪肝湿痰瘀的主要病机,具有祛邪扶正,标本兼治的功效。辅以山楂消食行滞,活血化痰;泽泻利水渗湿,泻肾浊;淫羊藿温肾阳,黄精补肾精,共同调节肾中阴阳,扶正以助祛邪。药效研究提示,龙血竭可降低全血黏度,减少血栓形成。黄芪、黄精有抗炎、抗氧化、抗纤维化及改善免疫等作用,因而有保护肝脏的功能;黄芪还可减少内源性胆固醇而改善高胆固醇血症。山楂、泽泻有降低血中胆固醇、抗脂肪肝及阻止脂类在血管内滞留或渗透至血管内壁的作用。

方法:100例随机分为两组,观察组给予口服黄龙肝脂消合剂,每日1剂,分2次温服;对照组给予口服非诺贝特片,每次0.1g,每日3次。8周为1个疗程,两组均观察1个疗程。观察治疗前后症状体征及血清甘油三酯(TG)、总胆固醇(TC)、高密度脂蛋白

(HDL-C)、低密度脂蛋白(LDL-C)、肝功能和肝脏 B 超的变化。

结果：观察组总有效率显著优于对照组($P<0.05$)；与治疗前比较，观察组治疗后 TG、TC、HDL-C、LDL-C 及 ALT 均明显改善($P<0.01$)；观察组与对照组比较有显著性差异($P<0.05$)。

结论：黄龙肝脂消合剂治疗高血脂性脂肪肝有较好的疗效。

采用益气活血、祛湿消脂方法治疗脂肪肝，兼顾肝脾肾功能，能有效抑制脂肪肝的进一步发展，达到治疗疾病的目的。

预防脂肪肝的食物二

燕麦

其含有的水溶性纤维可有效减少肠道对胆固醇的吸收，进而改变血中脂肪酸浓度，降低血液中的胆固醇、甘油三酯的含量，对脂肪肝的预防及辅助治疗都是很有益的。

坚果类食物

如杏仁、胡桃、腰果、栗子等，均含有不饱和脂肪酸，日常饮食中适量食用不仅可以降低体内胆固醇含量，而且还能增加并维持动脉血管韧性，对心血管疾病的防治及脂肪肝的辅助治疗都是有利的。注意坚果热量较高，应适量食用为宜。

王奕等
王氏活血解毒降脂汤治慢性肝炎合并脂肪肝

脂肪肝属于中医"胁痛"、"积聚"等范畴,多表现出湿、热、瘀、毒、痰交结的复杂病因,故治疗应以解毒利湿清热、疏肝活血散瘀为主,自拟活血解毒降脂汤。方中姜黄,《本草求真》云:"此药辛少苦多,行气过于郁金,破血立通,下气最速,气血兼理耳。"现代药理研究证明,姜黄含姜黄酮、姜黄素等,能明显降低实验性高脂血症大鼠及兔的β-脂蛋白、甘油三酯及胆固醇的含量,抑制血小板聚集,增加纤溶活性,并有利胆及肝脏解毒作用;而泽泻提取物、醇浸剂及醇浸剂膏对乙硫氨酸诱导的动物脂肪肝模型有明显的抑制作用,可减少脂肪含量,并对四氯化碳所致的实验动物肝损伤有显著的保护作用;加之蒲黄、决明子活血祛浊,可抑制外源性脂质的吸收;生山楂、何首乌健脾化湿,可干扰内源性脂质的合成;辅以苦参、鸡骨草解毒清热降酶,赤芍祛瘀活血通络。诸药协同,相辅相成,故取得了明显的疗效。

1. 临床资料

全部98例患者均系门诊或住院患者,诊断符合2000年9月《病毒性肝炎防治方案》修订的关于慢性病毒性肝炎的诊断标准。且B超提示为脂肪肝声像图,并伴有血脂升高(总胆固醇>5.9 mmol/L,甘油三酯>1.8 mmol/L)及肝功能异常(谷丙转氨酶>60 U/L,谷草转氨酶>40 U/L,γ-谷氨酰转移酶>38 U/L)。随机分治疗组57例,男38例,女19例,其中乙型肝炎42例,丙型肝炎11例,乙型、丁型肝炎重叠感染者4例,平均年龄48.2岁;对照组41例,男29例,女12例,乙型肝炎28例,丙型肝炎9例,乙型、丙型肝炎重叠感染者1例,乙型、丁型肝炎重叠感染者3例,平均年龄46.5岁。两组在性别、年龄、病程等方面无显著性差异($P>0.05$),具有可比性。

2. 治疗方法

治疗组给予活血解毒降脂汤。基本方：姜黄、泽泻、决明子各15 g，生山楂、何首乌、苦参、鸡骨草各30 g，赤芍12 g，蒲黄9 g，生甘草6 g。加减：兼有两胁胀痛不适加延胡索、制香附、川楝子；恶心欲吐、胃脘饱胀加陈皮、姜半夏、苏梗、鸡内金；口苦口腻，胸膈不舒加生薏苡仁、豆蔻、郁金、茯苓；腰酸膝软，两腿乏力加桑寄生、杜仲、黄精、续断；夜寐不安，失眠多梦加酸枣仁、夜交藤、合欢皮、煅龙骨、煅牡蛎；小便黄赤加黄柏、牡丹皮、车前草。每日1剂，分2次煎服。

对照组给予血脂康（北大维信生物科技有限公司生产），每日2次，每次2片；益肝灵，每日3次，每次1片及维生素C每日3次，每次0.2 g，口服。疗程均为8周。

3. 观察指标

所有患者治疗前及治疗8周后抽血查肝功能及血脂指标，观察谷丙转氨酶（ALT），谷草转氨酶（AST），γ-谷氨酰转移酶（γ-GGT），总胆固醇（TC），甘油三酯（TG）及临床症状的变化情况。

4. 疗效标准

显效：胁痛、腹胀、纳呆、乏力等临床症状明显减轻或消失，肝功能中ALT、AST及GGT降至正常，血脂显示TC及TG恢复正常，B超提示脂肪肝声像图恢复正常。

有效：临床症状减轻，ALT、AST、GGT、TC及TG下降＞50%，B超提示脂肪肝声像图明显改善。

无效：临床症状无改善，ALT、AST、GGT、TC、TG及B超未达到有效标准或指标不降反升者。

5. 治疗结果

治疗组57例，显效24例，有效29例，无效4例，总有效率92.98%；对照组41例，显效10例，有效19例，无效12例，总有效率70.73%。两组总有效率比较，治疗组优于对照组（$P<0.05$）。

采用活血解毒降脂汤治疗脂肪肝，根据中医学的原理进行适当的加减，符合辨证论治的中医特色，能够有效地改善血脂异常。

罗登旭

古方加味四逆散治脂肪肝

脂肪肝主要病机为肝脾功能失调,痰湿瘀阻。病位在脾和肝,最后波及肾。因此,治当健脾益气,疏肝理气,活血化瘀,养肝滋肾,佐以清热利湿。加味四逆散方中黄芪、党参、白芍、女贞子、制首乌、黄精、菌灵芝健脾益气,养肝滋肾,以调整肝脾肾三脏功能;当归、赤芍、丹参、姜黄、山楂、桃仁活血祛瘀;柴胡、枳实疏肝理气;泽泻、垂盆草、鸡骨草清热利湿。现代药理学研究认为,柴胡、菌灵芝、泽泻、姜黄、山楂、制首乌、决明子、黄精、当归、女贞子、丹参具有不同程度的降脂作用;垂盆草、鸡骨草、菌灵芝、女贞子、柴胡、黄芪具有保肝作用;党参、黄芪、菌灵芝、当归、丹参、女贞子具有增强免疫功能的作用;姜黄、丹参、桃仁、赤芍具有改善微循环、防止肝纤维化的作用。全方能改善肝功能和微循环、抑制胆固醇增高、降低甘油三酯、阻止肝纤维化的发生,故治疗脂肪肝疗效较好,值得临床推广运用。

1. 临床资料

研究的35例均为肝病专科门诊患者。其中男27例,女8例;年龄20～62岁,平均(35.5 ± 6.5)岁;病程2个月至15年,平均(3.5 ± 2.1)年。其中酒精性脂肪肝15例,肥胖性脂肪肝10例,糖尿病性脂肪肝4例,乙肝合并脂肪肝6例。临床表现为肝区疼痛或不适、腹胀、乏力、纳差。ALT、AST均$\geqslant$40 U/L,γ-GT$\geqslant$50 U/L,ALP>160 U/L,TG$\geqslant$1.7 mmol/L,TC$\geqslant$5.68 mmol/L。B超均提示脂肪肝,其中轻度20例,中度13例,重度2例。

2. 诊断标准

(1)身体肥胖,既往有肝炎、糖尿病或长期大量饮酒史。

(2)肝区疼痛或不适,易乏力,腹胀,恶心呕吐,食欲减退,重症可见腹水或水肿;或有内分泌功能失调和维生素缺乏症,如乳房发育、月经过多、闭经、阳痿、皮肤瘀斑等。

(3)查体肝脏肿大、质韧而边缘钝厚。

(4)实验室检查:ALT、AST 均≥40 U/L,γ-GT≥50 U/L,ALP>160 U/L,TG≥1.7 mmol/L,Tch≥5.68 mmol/L。

(5)B超提示脂肪肝。

3. 治疗方法

一般治疗:戒酒,控制饮食,以低脂肪、低糖、高蛋白为主,适度活动。如 ALT、AST 升高两倍以上者以休息为主。

药物治疗:加味四逆散,药用垂盆草、鸡骨草、黄芪、山楂、泽泻、女贞子、制首乌、决明子、黄精各30 g,柴胡、赤芍、白芍、桃仁、枳实各12 g,当归15 g,丹参、姜黄、党参各20 g,菌灵芝12~15 g。睡眠差者加炒酸枣仁30 g,胁痛者加郁金15 g 或延胡索15 g,月经不调加益母草30 g、制香附15 g,纳差加砂仁12 g,腹胀者加厚朴12 g 或台乌药12 g,ALT、AST 较高者加平地木30 g,TB 升高者加田基黄30 g,GLU 升高加枣皮20 g。将菌灵芝先煎开30 分钟,纳入上药再煎开30 分钟,取出药汁,以后再煎2次,每次约25 分钟,将3次煎液混合,量约500~600 ml,分5次温服,每日1剂。总疗程8周。

4. 治疗结果

显效:临床症状、体征消失,ALT、AST 正常,γ-GT、ALP 下降≥50%,TC 下降≥20%或 TG 下降≥40%,B超未提示脂肪肝。

有效:症状、体征改善,ALT、AST<80U/L,γ-GT 下降30%~49%,TC 下降10%~19%,TG 下降20%~39%,B超的声像图特点改变由重度转为中度、中度转为轻度。

无效:未达到有效标准。

观察加味四逆散治疗脂肪肝35 例的疗效。结果:临床症状基本消失,肝功能、血脂及B超均获得较大的改善,总有效率91.4%。加味四逆散对脂肪肝具有治疗作用。采用已经明确可以治疗脂肪肝的处方进行加减,可以明显地改善症状和降低血脂的指标,有助于提高临床疗效。

周修通

古方枳术汤加味治高脂血症脂肪肝

中医学认为,脂肪肝属"积聚"、"胁痛"、"痰浊"、"痞满"、"瘀血"之范畴。《金匮要略》曰:"心下坚,大如盘……枳术汤主之。"其所记述的证候类似脂肪肝。《素问·经脉别论》曰:"饮入于胃,游溢精气,上输于脾,脾气散精,上归于肺,通调水道,下输膀胱,水精四布,五经并行。"《素问·五常政大论》曰:"发生之纪,是谓启陈,土疏泄,苍气达,阳和布化,阴气乃随,生气淳化,万物以荣。"脂肪肝的产生主要责之于肝脾肾三脏。因膏粱厚味,或酒湿痰食太过所致的高脂血症性脂肪肝,有脾失健运,水湿内停,或湿聚生热,热结为痰,以致肝失疏泄,土壅木郁,痰瘀交阻的病机。此外肾气不足,气化不及,又加重痰湿瘀滞。故确立疏肝健脾,补肾活血,祛湿化痰的治法。华岫云总结叶天士《临症指南医案》郁病治法说:"先生用药大旨,每以苦辛凉润宣通,不投燥热敛涩呆补。"邹时乘总结叶天士治疗肝着胁痛之法也说:"先生辛温通络,甘缓理虚,温柔通补,辛泄宣瘀等法,皆治肝着胁痛之剂。"《类证治裁》谓:"大抵肝为刚脏,职司疏泄,用药不宜刚而宜柔,不宜伐而宜和,正仿《内经》治肝之旨也。"周修通自拟加味枳术汤,由《金匮》枳术汤变化而来,以枳壳、白术健脾消痞;山楂消食化痰,散瘀行滞;丹参、郁金活血祛瘀;首乌、枸杞子、白芍滋阴补肾,养血柔肝,使利湿而不伤阴,活血而不耗血,起降低血脂的作用;党参、黄精益气健脾;泽泻、决明子、石燕清热利湿,泄浊降脂,共奏甘缓理虚、温柔通补、辛泄宣瘀之功,使肝脾得调,湿痰得化,气机得畅,瘀血得祛。从而有效调节血脂和改善肝功能,体现中医整体观的优势。现代药理研究也证实,山楂、首乌、决明子、丹参、泽泻等对降低血脂有确切疗效,研究前景诱人。

1. 临床资料

本组79例,系1997年3月至1998年6月的门诊患者。随机分为治疗组49例,其中男14例,女35例。对照组30例,其中男12例,女18例。年龄42~68岁,平均55岁。治疗前两组间均无显著性差异($P>0.05$),因而具有可比性。均符合以下脂肪肝的诊断标准:①肝区不适或胀痛,伴肝功能轻微改变或异常;②血脂增高,胆固醇(TC)>6.0 mmol/L(酶法),甘油三酯(TG)>1.7 mmol/L(酶法);③B超检测呈明亮肝及回声波衰减或CT检测出肝密度普遍降低,并排除糖尿病、慢性肝炎等病因。

2. 治疗方法

治疗组给予加味枳术汤,药用:枳壳、白术、白芍、生山楂、郁金、丹参、首乌、黄精、枸杞子、决明子、泽泻、石燕等,水煎服,每日1剂,早、晚各1次。肝区痛甚加炒延胡索、姜黄;脾气虚弱加党参;肾阳虚弱加淫羊藿;湿盛加苍术;瘀血甚加炮山甲;肝功能异常加平地木、虎杖。

对照组给予益肝灵片,每次2片,每日3次。多烯康胶丸,每次2粒,每日3次,以上治疗3个月为1个疗程。疗程结束后复查血脂、肝功能、B超,并进行统计学分析。

3. 治疗结果

疗效判定标准参照《临床疾病诊断依据治愈好转标准》来评定。

显效:临床症状消失,血脂降至正常,肝功能恢复正常,B超检查脂肪肝消失。

有效:临床症状缓解,血脂及肝功能明显下降,B超检查有明显改善。

无效:临床症状、血脂、肝功能、B超检查等较治疗前无明显改善。

4. 总疗效比较

根据临床症状、血脂及B超分析,治疗组显效18例,有效25例,无效6例,总有效率为87.8%。对照组显效11例,有效6例,无效13例,总有效率为56.7%。经X^2检验,两组疗效有显著性差异($P<0.01$)。

血脂变化比较:治疗前后两组自身对照,治疗组有显著性差异($P<0.01$),对照组无显著性差异($P>0.05$)。治疗后与对照组比较,有显著性差异($P<0.05$)。

肝功能变化比较:治疗组与对照组比较在改善肝功能方面有显著性差异($P<0.05$)。

临床疗效比较:治疗组在治疗前有倦怠乏力,腹部胀满,肝区不舒等症状37例,治疗后有33例症状改善,占89.2%。对照组22例中,14例症状改善,占63.6%。两组比较治疗组优于对照组($P<0.05$)。

B超疗效比较:治疗组49例治疗后B超显示,显效18例,占36.7%;有效25例占51.0%;对照组30例中,显效2例占6.7%;有效15例占50%;无效1例占43.3%。两组比较,治疗组明显优于对照组($P<0.05$)。

采用加味枳术汤治疗脂肪肝,可以有效地促进肠蠕动,促进脂肪的消耗,使血脂下降,与对照组相比较有明显的疗效。

预防脂肪肝的食物三

甘薯

含有较多的纤维素、蛋白质、多种维生素及一些必须氨基酸,可谓是粮食和蔬菜中的佼佼者。不仅能吸收胃肠中较多的水分,起到润肠通便作用,而且可将肠道内未及吸收的脂肪、毒素排出体外,起到降脂作用,同时还具有增强免疫功能、防癌抗癌的功效。

牛奶

所含的羧基、乳清酸、甲基戊二酸及钙能有效抑制人体内胆固醇合成酶的活性,进而抑制胆固醇的合成,减少人体内胆固醇的吸收,经常饮用脱脂牛奶对脂肪肝的防治是有帮助的。

此外,日常生活中预防脂肪肝的食物还有:抗菌、抗肿瘤、降脂、预防动脉粥样硬化的大蒜和洋葱,降低胆固醇的海带、玉米;调免降脂的黑木耳、银耳等菌类食品等。

李 华等

李氏降脂护肝汤治酒精性脂肪肝

饮酒导致的脂肪肝多表现为甘油三酯增高。因为乙醇使肝内脂肪氧化减少,使还原型辅酶Ⅰ增加。致使磷酸-二氢丙酮变为α-磷酸甘油——此为甘油三酯的前驱物,从而导致甘油三酯的含量增加,肝细胞广泛的脂肪浸润。中医认为酒为形寒质热之品,其形寒似水,易伤脾阳致脾胃运化失司;其质热又可扰乱气血致肝胆疏泄失常,水谷精微不能正常化生而成湿热浊毒,蕴蓄肝胆而成瘀邪阻络。故治宜益气活血、清利肝胆,兼消导去浊。降脂护肝汤方中黄芪益气助运,茵陈清利肝胆,苦丁茶清热化积,生山楂磨积消食,泽泻利湿化痰,草决明清肝祛痰,三七活血化瘀。现代药理研究上述药物具有降脂、利胆、改善循环、抗肝纤维化等功效,经临床观察,此方治疗脂肪肝确有良效。

1. 临床资料

63例均为肝病门诊患者,男61例,女2例;年龄最小者30岁,最大者53岁;其中肥胖者50例,巨力型13例;饮酒史最长者达13年,最短者8年;饮酒量最多达每日1 000 ml,其中每日饮酒150 ml者37例;肝炎病史者20例。

2. 诊断标准

①肝区隐痛或伴胃脘不适;②B超提示肝包膜欠光滑,肝内光点密集增强,肝内管系显示不清,肝后缘回声衰减;③ALT、血脂升高。

症状、体征及实验室检查:63例中有55例偶作肝区隐痛,37例胃脘不适,32例肝大(1.5~3.5 cm)。血ALT升高(41~181)25例,胆固醇升高(6.17~11.8 mmol/L)12例,甘油三酯升高(2.01~9.18 mmol/L)43例。B超:肝内包膜欠光滑,肝内光点密集增强、管系显示不清、肝后缘回声衰减63例。舌红、苔黄腻者47例,舌边有瘀斑者

14 例。

3. 治疗方法

(1)一般疗法：禁酒；多食蔬菜、水果、低脂、低碳水化合物、高蛋白饮食；适当运动、减肥。

(2)药物治疗

降脂护肝汤：生黄芪、生山楂、泽泻、草决明各 10 g，三七 6 g，茵陈、苦丁茶各 3 g。ALT 升高者，加五味子 10 g。每日 1 剂，水煎 500 ml。1 个月为 1 个疗程，一般需 3 个疗程。

4. 疗效标准

临床治愈：症状体征消失，B 超提示肝脏常大、包膜光滑，肝内回声光点分布均匀，肝内管系显示清楚，实验室检查示 ALT 及血脂正常。

显效：症状消失，体征消失，肝内回声光点尚均匀，肝内管系显示尚清晰，B 超影像较为好转。

有效：症状体征减轻或好转，B 超肝脏回声光点分布欠均匀、亮度增强，肝内管系显示欠清晰，肝后缘回声可见无明显衰减。

无效：症状体征及实验室检查、B 超治疗无明显变化。

5. 治疗结果

除 3 例未禁酒、4 例未坚持服药外，其余 56 例中临床治愈 17 例，显效 23 例，有效 16 例。总有效率 100%。

用降脂护肝汤治疗脂肪肝可以改善血脂的水平，降低脂肪肝的严重程度，有利于脂肪肝的治疗。

防治脂肪肝的 16 字真言

合理膳食、戒烟限酒、适量运动、药物辅助。

杨钦河等
杨氏降脂宁肝胶囊治脂肪肝

杨钦河等人以祛湿活血化痰、健脾疏肝益肾立法,用降脂宁肝胶囊治疗脂肪肝,取得满意疗效。方中苍术、泽泻祛湿运脾以绝痰源,三七活血化痰通络、改善微循环,柴胡、厚朴疏肝理气解郁,茵陈等清肝泄浊、宣壅除滞,白术益气健脾,制何首乌滋养肝肾,以防祛邪伤阴耗血之弊,顾其肾水涵木、肝木体阴用阳之生理特点。诸药合用,湿痰瘀血同治,气血并调,共奏祛湿化痰清热、活血通络除滞、疏肝解郁利胆、健脾养肝益肾之功,使肝木条达,脾土健运,肾气得充,气机宣通,血脉畅行,水精四布,湿痰瘀血得除,脂浊难凝,则其病难成。故用其治脂肪肝收效较好,除少数人服药开始阶段大便次数略有增多,继续服用则大便转为正常外,未发现有其他毒副反应。

1. 临床资料

53例脂肪肝均系门诊患者,男39例,女14例;年龄25~68岁,平均38.5岁;病程最短2个月,最长11年,平均22个月;其中肥胖37例,长期饮酒史18例,2型糖尿病史10例,慢性肝炎病史15例。均无营养不良史和药物中毒史。

2. 诊断标准

按照叶维法主编《临床肝胆病学》(天津:天津科学技术出版社,1985)中的标准明确脂肪肝的诊断。中医辨证参考《中医诊断学》中的有关内容,分为肝气郁结13例、脾虚湿盛12例、肝胆湿热19例、痰瘀阻络9例,共4种证型。

3. 实验室检查

B超提示脂肪肝53例,轻度17例,中度24例,重高12例;谷丙转氨酶(ALT)升高32例,血清胆固醇(TG)升高34例,血清甘油三酯(TC)升高41例。

降脂宁肝胶囊是杨钦河等临床应用治疗脂肪肝的经验方,主要药物有泽泻、苍术、

三七、厚朴、柴胡、茵陈等,经现代制剂技术提炼制成工艺稳定、质量可控的新剂型,每粒 0.5 g 相当于生药 3.37 g,每次 4 粒,每日 3 次,口服。30 天为 1 个疗程。嘱患者服药期间停用其他各类降脂药物,并加强体育锻炼,调整饮食结构,控制体重,忌嗜烟酒,积极治疗原发病。

4. 疗效标准

临床治愈:症状和体征消失,B超肝脏回声、大小恢复正常,或回声基本恢复正常,实验室检查正常。

显效:症状和体征消失,B超肝脏回声、大小基本恢复正常,ALT、TG 下降 40% 以上,TC 下降 20% 以上。

有效:症状明显减轻,B超肝脏回声近场增强,远场衰减不明显,ALT、TG 下降 20% 以上,TC 下降 10% 以上。

无效:症状改善不明显,治疗前后 B 超无变化,或症状体征等表现加重,ALT、TG 下降 20% 以下,TC 下降 10% 以下。

5. 治疗结果

临床治愈 22 例(41.5%),显效 16 例(30.2%),有效 10 例 18.9%;无效 5 例(9.4%),总有效率 90.6%。各临床证型之间经统计学处理无显著性差异($P>0.005$),说明该药对各种原因所致的脂肪肝均有较好的疗效,其作用机制值得进一步探讨。

血 ALT、TG、B 超变化情况:用药 3 个疗程后,TC、TG、ALT 较治疗前均有明显下降,肝脏 B 超较治疗前有明显改善,经统计学处理,均有显著性差异($P<0.01$)。

【病案举例】

袁某,男,41 岁,干部。因肝区胀满不适两月余就诊。患者于 1 年前健康体检时发现有脂肪肝,未引起重视。近两个月来自感肝区胀满不适。诊见:肝区胀满不舒,时有隐痛,形体较胖,面色略暗,脘腹痞闷,口苦,倦怠,大便略干,小便黄浊,舌红稍暗、苔黄腻,脉弦滑数。化验:TC 7.65 mmol/L,TG 3.92 mmol/L,ATL 4 250.85 mmol/(s·L),AST 1616.99 mmol/(s·L)。查体:肝肋下 2.5 cm,剑突下 3 cm。B 超提示:肝内光点细密,近场回声明显增强,远场回声明显衰减,肝内血管结构不清晰,难以辨认。西医诊断:脂肪肝重度(+);中医诊断:胁痛,证属肝胆湿热夹瘀。服用降脂宁肝胶囊 1 个疗程后,体重有所下降,精神转佳,除肝区略感不适,舌质仍稍暗、苔略腻外,其他诸症消失。TC 6.55 mmol/L，TG 3.22 mmol/L，ATL 2417.15 mmol/(s·L)，AST 1 116.89 mmol/(s·L)。肝脏B超改善不明显。继续服药2个疗程，上述诸症得除，血脂、肝功能及肝脏大小结构均恢复正常。嘱患者注意调节饮食，适当运动。随访1年未见复发。

常规治疗肝脏疾病的药物，可以明显地改善肝脏功能，缓解肝区症状，疗效明显，有一定的实用性。

肝郁气滞型脂肪肝的食疗

表现为胁肋胀满、隐痛、嗳气、腹胀等，宜食用疏肝理气药膳。

玫瑰荞麦糕

【原料】干玫瑰花10 g(茶叶店有售)，荞麦粉50 g，糯米粉50 g，粳米粉100 g，白糖适量。

【制法】白糖加水溶化。将荞麦粉、糯米粉、粳米粉放入锅中，加入白糖水，充分搅拌均匀，至半透明黏糊状。调入揉碎的玫瑰花及发酵粉少许，继续搅拌均匀，放置片刻，将其倒入模型内，置蒸锅上用武火蒸20分钟以上。

【特点】本品中玫瑰花性味甘温，入肝脾经，具有理气解郁、和血散瘀作用。荞麦性味甘、凉，归脾、胃、大肠经，有下气消积功用，又称净肠草，可除肠中油腻积滞。粳米、糯米健脾益气。诸药相互配合，可以舒肝胆郁气、使胆汁排放增加，有益于脾虚肝郁气滞型的脂肪肝患者。

苗宇船等 苗氏降脂平肝汤治肥胖性脂肪肝

脂肪肝临证多以痰、湿、瘀、积为主,故治疗上当以调肝脾、化痰湿、祛瘀血、消积滞为法。降脂平肝汤方中丹参活血化瘀,疏通经络;泽泻甘淡性寒,健脾利湿;大黄苦寒泻下,逐瘀通经;生山楂养血活血,消食散积。4药配伍,君臣互助,共奏降脂平肝之功。在治疗过程中,患者一定要坚持治疗并积极配合,采用低糖、低脂、高蛋白饮食,禁止暴饮暴食,禁止饮酒,并适当进行体育锻炼,方可提高和巩固疗效。临床观察表明,以降脂平肝汤为主方,临证辨证加减可以降脂、降酶,治疗肥胖性脂肪肝未见明显不良反应。

1. 临床资料

39例中,男25例,女14例;年龄32～64岁,平均52.7岁;病程1～6年;39例均超过标准体重。

2. 诊断标准

(1)病史:形体肥胖,饮食失调,肝炎或糖尿病史。

(2)临床表现:疲乏无力,肝区隐痛或不适,胃脘胀满。

(3)实验室检查:ALT轻度异常,TC$\geq$6 mmol/L,TG$\geq$2.0 mmol/L。

(4)B超显示肝脏肿大,肝实质回声近区增强,远区衰减。

3. 统计学方法

结果均以均数±标准差($X \pm S$)表示,采用SPSS10.0计算机软件包ONEWAY-ANOVA方法进行统计分析。

4. 治疗方法

一般治疗:①调整饮食结构,减少高脂饮食摄入,并适度节制饮食;②适当锻炼,注意休息,起居有时;③禁止饮酒。

降脂平肝汤:丹参、泽泻、生山楂各30 g,大黄10 g等。肝区胀痛者加延胡索、白芍;痰多湿盛者加半夏、陈皮;气短乏力者加黄芪、党参;脾虚便溏者去大黄。每日1剂,水煎2次,混合后分2次服。2个月为1个疗程。

5. 疗效观察

显效:临床症状明显减轻或消失,TC、TG、ALT均降至正常范围,B超显示肝脏基本正常;有效:临床症状明显减轻或消失,TC、TG、ALT恢复正常或好转,B超显示肝脏明显改善;无效:临床症状、实验室检查、肝脏B超均无任何改善甚至加重。

6. 治疗结果

39例中,显效5例,有效28例,无效6例,总有效率为84.6%(95%的可信区间为73.3%~95.9%)。

运用降脂平肝汤治疗脂肪肝,配合一般治疗方法,可以明显地改善脂肪肝的症状,并且不会出现不良反应。

痰湿困阻型脂肪肝的食疗

表现为形体肥胖,胸胁隐痛,思睡乏力,舌苔白腻,脉弦滑。宜祛湿化痰,疏肝健脾。

山楂荷叶乳

【原料】山楂5 g,荷叶2 g,竹茹3 g,陈皮5 g,牛乳250 ml。

【制法】将山楂、荷叶、竹茹、陈皮加500 ml水煎煮后浓缩成50 ml。放冷后加入牛乳,搅拌均匀即可饮用。

【特点】本品中山楂入脾胃肝经,具有消食积、散瘀血作用,善消肉积。荷叶具有化湿祛浊功效。竹茹可化痰、清热、除烦。陈皮有理气和中、燥湿化痰功用。牛乳性味甘平,可补虚损、益胃生津,营养丰富,含有优质蛋白,可补充由于蛋白质摄入不足而形成的脂肪肝。所以本品适用于思睡乏力、形体肥胖之痰湿型脂肪肝患者食用。

黄晓鸣

黄氏降脂清肝饮治高脂血脂肪肝

临床经验提示,某些脂肪肝患者即使未受肝炎病毒侵犯,由于脂肪浸润,其肝功能指标亦可反复波动,较难治愈;如受病毒感染(尤其是受乙肝病毒感染),则其病理表现及治疗更趋复杂化。黄晓鸣通过临床和药理筛选后,确定降脂清肝饮的配方,经临床观察32例,其降脂和护肝两方面的综合疗效明显优于西药对照组,且未见任何毒副作用。根据中医理论,高脂血症、脂肪肝的形成多因恣食肥甘厚味,更兼缺少运动,以致脾失健运,不能运湿布津,水谷精微不归正化凝聚为痰湿;土虚木乘,肝失疏泄,气血瘀阻,痰浊瘀滞于血脉则气血通行不畅,轻则眩晕,重则发为"中风"、"真心痛";痰浊瘀积于肝脏则形成脂肪肝,故治疗上以利湿化浊、疏肝活血为治疗大法。降脂清肝饮中,以茵陈、栀子、大黄组成的茵陈蒿汤清理脾胃、肝胆湿热;佐以虎杖荡涤脏腑,推陈出新,促进脂肪从肠道排出,减少吸收;山楂消食导滞;丹参、郁金行气活血,使体内之痰浊瘀阻得以消散、排除而达降脂之目的;泽泻、石见穿、绞股蓝等均有清利湿浊、导湿下行之功;更兼柴胡疏肝解郁、升举清阳之气,全方共奏升清降浊、行气活血、祛瘀生新之功。

1. 临床资料

采用随机分组方法将62例患者分为临床观察治疗组32例,其中男18例,女14例;年龄16~67岁,平均年龄43.72岁;对照组30例,其中男18例,女12例;年龄最小18岁,最大65岁,平均年龄42.83岁。两组病例均为肥胖型体质。其中25例有嗜酒病史,38例有肝炎病史。全部病例均排除药物因素影响及内分泌疾病所致血脂异常。

2. 诊断标准

(1)肥胖体型,肝区隐痛或胀痛不适,肝脏中度增大,质软或中等硬度。

(2)参照卫生部颁发的《临床研究指导原则》中血清胆固醇 TC≥5.8 mmol/L,血清甘油三酯 TG≥1.6 mmol/L,高密度脂蛋白 HDL-C≤0.8 mmol/L。

(3)肝功能检查谷丙转氨酶 ALT 升高(≥50 U/L)或伴碱性磷酸酶 ALP、γ-谷胺酰转肽酶 GGT 升高。

(4)B 型超声波检查呈脂肪肝特征。

3. 治疗方法

治疗组采用降脂清肝饮治疗,方剂组成:茵陈 30 g,栀子 10 g,生大黄 10 g,虎杖 15 g,郁金 10 g,生山楂 15 g,生首乌 10 g,泽泻 15 g,石见穿 15 g,丹参 15 g,柴胡 10 g,绞股蓝 30 g。每日 1 剂,3 个月为 1 个疗程。对照组服用鱼油降脂丸,每次 4 粒(250 mg/粒,由浙江万联药业有限公司生产),肌苷片(0.2 g/片,由江苏宿迁市制药厂生产),每次 2 片,每日 3 次。3 个月为 1 个疗程。两组患者治疗前进行详细体检和肝功能、血脂、B 型超声波检查。此后每月复查 1 次,嘱适当清淡饮食,戒酒。1 个疗程后统计疗效。

4. 治疗结果

疗效标准:①临床症状、体征好转或消失。②参照卫生部颁发的《临床研究指导原则》:a. TC 下降≥20%,或 TG 下降≥40%,或 HDL-C 上升≥20%;b. TC 下降 10%～20%,TG 下降 20%～40%或 HDL-C 上升>10%～20%;未达有效标准。③肝功能恢复正常标准。④B 型超声波检查基本恢复正常,脂肪肝特征消失。治愈:符合标准①,②-a,③,④者;有效:符合标准①,②-b,③者;无效:不符合以上标准。

5. 治疗结果

治疗组 32 例中,临床治愈 12 例,占 37.5%;有效 14 例,占 43.7%;无效 6 例,占 18.8%。总有效率为 81.2%。对照组 30 例中,临床治愈 4 例,占 13.3%;有效 4 例,占 13.3%;无效 22 例,占 73.4%。总有效率 26.6%。两组疗效经统计学处理差异非常显著($P<0.01$)。通过分析研究可以发现,在降低血脂方面,中药治疗组虽优于西药对照组,但两组间的差异无显著性统计意义($P>0.05$)。

采用降脂清肝饮治疗脂肪肝,其药物组成部分主要是降脂和保肝的中药,既有活血化瘀的药物,又有保肝降脂的中药,临床疗效明显。

黄亦琦等

黄氏平脂冲剂治脂肪肝

脂肪肝病位为肝脾两脏,病机可概括为肝失疏泄,肝血瘀滞,脾失健运,湿邪阻滞,痰湿内生。依据临床症状进行辨证分析,认为脂肪肝的主要病机为湿热阻滞、肝郁血瘀,故确立以清肝利湿、疏肝理气、活血化瘀,佐以润肠为本病的治疗大法。

1. 临床资料

将136例脂肪肝患者按3:1比例随机分为观察组和对照组。观察组共102例,男75例,女27例;年龄26～76岁,平均(52.9±12.6)岁;病程1周至10年,大多数为1～2年;其中重度52例,中度38例,轻度12例;合并高脂血症39例,单纯性肥胖症70例;伴便秘21例,便溏3例,高血压34例。对照组共34例,男26例,女8例;年龄29～73岁,平均(51.9±12.6)岁;病程1周至9年;其中重度15例,中度15例,轻度4例;合并高脂血症13例,单纯性肥胖症22例;伴便秘6例,高血压11例。两组患者在年龄、性别、病程及分级方面大致相仿,经 X^2 检验,$P>0.05$,有可比性。

2. 辨证分析

据本文观察统计,约半数脂肪肝患者无任何症状。有症状者多表现为肝区胀闷、隐痛不适,上腹部胀满,乏力,眩晕,口干口苦,大便干结。但不论有无症状者,其舌象几乎均表现为舌体胖大、齿痕,苔腻或黄腻。因此分析其基本病机为湿热阻滞,肝郁血瘀。

3. 观察项目

(1)症状、舌脉象。

(2)B超检查:早晨空腹检查,采用美国GERTfinoB型超声诊断仪,探头频率3.5MHz。由专人操作,常规探查肝脏,同一角度摄片。

(3)血脂测定。

(4)体重指数测算:体重、腹围均在空腹状态下测量,腹围统一量平脐腹围。

(5)安全性检查。

4. 治疗方法

观察组口服平脂冲剂(由制剂室将茵陈、山楂、何首乌、丹参、柴胡等中药提取精制成无糖颗粒剂,每袋6g,含生药2.92g。具有清肝利湿、舒肝理气、活血化瘀功效),每次1袋,每日3次。对照组以空白对照。两组均以12周为1个疗程。嘱其观察期间戒酒,少食油腻厚味,增加体育锻炼。

5. 疗效评定标准(自拟)

痊愈:B超显示脂肪肝转为正常,临床症状消失。

显效:B超显示脂肪肝好转2级以上(即由重度转轻度),临床症状基本消失。

好转:B超显示脂肪肝好转1级以上(即由重度转中度,或中度转轻度),临床症状改善。

无效:B超显示脂肪肝无变化,甚至加重,临床症状未见消失,甚至加重。

6. 两组疗效比较

治疗组102例,治愈10例(9.8%);显效36例(35.3%);好转48例(47.1%);无效8例(7.8%),总有效94例(92.2%);愈显46例(45.1%)。对照组34例,治愈0,显效0,好转6例(17.6%),无效28例(82.4%),总有效率17.6%,与对照组比较,$P<0.01$。

观察结果表明,平脂冲剂治疗脂肪肝总有效率达92.2%,愈显效为45.1%,对临床症状有明显的改善作用。能使肝肿大缩小,这与药效学试验观察到肝/体比值下降相一致。该药有调节血脂作用(降低TC、TG、LDL-C,升高HDL-C)和一定的减肥作用(降低体重,减小腹围)。此外,对高血压尚有一定的辅助治疗作用,这可能与患者体重下降和高血压患者出现脂代谢紊乱时纠正血脂异常有关。

药效学实验亦证实,平脂冲剂可明显阻止和改善大鼠肝脏脂肪变性,并有调脂、减肥作用。预防性实验表明该药对实验性大鼠脂肪肝有显著预防作用,据此推测本品临床上有预防脂肪肝作用。临床观察和动物急、慢性毒性实验均未发现平脂冲剂有明显毒副作用。综上所述,平脂冲剂疗效确切,安全无毒,是治疗肥胖性脂肪肝的一种较理想药物,亟待进行新药开发推广。

通过临床观察和实验研究,证明平脂冲剂对脂肪肝有较好的治疗作用,说明临床用药和实验室结果是可以保持一致的。本方以茵陈为君药,取其清肝利湿之功;辅以山楂、柴胡等疏肝理气;佐以丹参等活血化瘀,制首乌补益精血,润肠通便。针对肥胖性脂肪肝多合并肥胖症、高脂血症这一现状,在研究开发平脂冲剂时,发挥中医药异病同治优势,使其在抗脂肪肝的同时,兼治高脂血症和肥胖症,这样可免去患者同时服用几种药物之不便。且有研究报道,因脂肪肝常有肝功能损害和肝脏脂质代谢障碍,降血脂药虽能有效防止大鼠高脂饮食性高脂血症,但肝内脂肪沉积反而加剧。

瘀血阻络型脂肪肝的食疗

表现为胁肋胀痛或刺痛,痛有定处,舌质黯紫,可见瘀斑,脉细或涩。应食用活血化瘀、疏肝健脾的药膳。

丹参红花豆

【原料】丹参 10 g,红花 5 g,黄豆 100 g,盐、酱油适量。

【制法】将丹参及红花放入纱布袋中,与黄豆一起放入锅中,加水 300 ml,煎煮至黄豆烂熟后,取出药袋弃去,然后向锅中加盐、酱油,再用文火煮至汁干,可作佐餐小菜食用。

【特点】丹参归心、肝二经,具有活血化瘀作用。红花也归心、肝经,善治多种瘀血阻滞。黄豆是健脾益气的食品,含有大豆异黄酮,是抗氧化剂,同时含有大量植物蛋白。因此三者配伍食用,对于肝经瘀滞血流不畅、蛋白质缺乏等因素而致的脂肪肝患者是首选的药膳。

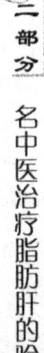

邱磷安等 邱氏清肝散治酒精性脂肪肝

邱磷安等通过大黄、三七配伍治疗酒精性脂肪肝(AFL),结果显示清肝散对改善酒精性脂肪肝有明显效果。

1. 临床资料

选择门诊及住院患者 48 例,设观察组 26 例,对照组 22 例,两组病例均符合以上诊断标准。观察组男 24 例,女 2 例;年龄 37~53 岁,平均 44.2 岁。对照组男 21 例,女 1 例;年龄 35~56 岁,平均 45.4 岁。伴有不同程度肝区疼痛 38 例(79.2%),乏力 21 例(43.8%),腹胀 29 例(60.4%),食欲减退 19 例(39.6%),体形肥胖(超标≥15%)32 例(66.7%),肝脏肿大 20 例(41.7%),肝掌 10 例(20.8%)。观察组 ALT(147 ± 42.2)U/L,AST(125 ± 47.6)U/L,TC(7.22 ± 0.92)mmol/L,TG(2.91 ± 0.82)mmol/L;对照组 ALT(139 ± 48.7)U/L,AST(110 ± 52.2)U/L,TC(7.1 ± 0.84)mmol/L,TG(2.84 ± 0.83)mmol/L,两组具有可比性($P>0.05$)。

2. 诊断标准

饮酒时间 5 年以上,每日饮酒量平均大于 40 ml 酒精量;肝功能损害:ALT>64 U/L(正常值 0~64 U/L),AST>50 U/L(正常值 0~50 U/L);血脂异常:TC>6.0 mmol/L,TG>1.6 mmol/L;B 超改变:肝脏肿大,近场回声密度增强,远场回声衰减,血管纹理不清晰;排除病毒性、药物性、营养性肝病。

3. 药物制备和使用方法

药物制备和使用方法:取生大黄、三七分别研细末,过中药 6 号筛后,按大黄、三七 7:3 比例混合,制得清肝散。观察组每次取上法制得清肝散 5 g,以 100 ml 沸水冲泡,约 5 分钟后顿服,每日 2 次,疗程 3 个月。对照组给予复方益肝灵片,每日 3 次,每次

3片;复方降脂片,每日2次,每次6片口服,疗程3个月。治疗期间嘱患者绝对禁酒,适当减少热量摄入,每周观察1次症状及体征,每月复查1次肝功能和血脂,疗程结束后复查B超。

4. 治疗结果

判定标准:①临床症状或体征消失;②肝功能恢复正常;③血脂降至正常;④B超查脂肪变图像消失。达到上述4项指标者为治愈,达到3项者为显效,达到2项者为有效,其余为无效。

5. 疗效结果

观察组与对照组疗效对比经统计学处理有显著性差异($P<0.01$)。治疗组:26例,治愈14例(53.8%),显效6例(23.1%),有效4例(15.4%),无效2例(7.7%),总有效率92.3%;对照组22例,治愈4例(31.8%),显效4例(18.2%),有效3例(13.6%),无效8例(36.4%),总有效率63.6%。

选用对肝脏疾病有治疗作用的生大黄和活血化瘀的中药三七,通过临床观察,疗效很满意。

肝肾阴虚型脂肪肝的食疗

表现为胁肋隐痛,悠悠不休,口干舌燥,心中烦热,舌红少苔,脉细弦弱。此类型患者应滋补肝肾。

二子粟米粥

【原料】枸杞子5 g,女贞子5 g,小米100 g。

【制法】将女贞子煎汁得约200 ml,并用此煎汁浸泡枸杞子,加入小米先武火后文火熬小米粥至烂熟为度。

【特点】枸杞子、女贞子均入肝肾经,为滋补肝肾要药。小米又称粟米,入肾经。小米中蛋白质含量比其他作物高,并有丰富的氨基酸。有研究表明,小米可促磷脂合成,协助肝中脂肪转复,起到消脂作用,因此对于肝肾阴虚的患者,早、晚可常喝此粥。

徐宝宏等 穴位注射治酒精性脂肪肝

酒精性脂肪肝病位在肝,涉及脾、胃、胆,徐宝宏等选择膀胱经背俞穴(肝、胆、脾、胃俞4穴),刺激后分别起到疏肝解郁、清泄湿热、健脾利湿、化湿导滞之功效。随症配穴:阳明经足三里穴,刺激该穴,起到补虚泻实之功效;足少阳经阳陵泉穴,起到利肝胆、通经活络作用;肝、脾、肾三阴经交汇点三阴交穴,能疏肝理气、健脾益肾。同时结合清脂肝三联针中的复方丹参注射液、盐酸川芎嗪注射液等活血化瘀之品,及清热解毒作用的板蓝根注射液。根据中医体表-经络-脏腑理论,通过药物和刺激体表穴位的双重作用,调节脏腑的生理功能,达到清除肝内积聚脂肪、恢复肝脏功能之功效。

应用复方丹参注射液的活化作用,有助于改善肝脏微循环,减轻瘀血缺血状态,提高微循环的摄氧能力,消除自由基,抗脂质过氧化损伤,降低血清转氨酶,促进肝细胞的再生。盐酸川芎嗪注射液能提高超氧化物歧化酶的含量,增加活性氧自由基的清除,减少肝脏受脂质过氧化的损伤。丹参、川芎等中药,均有不同程度减肥、降低血脂,促进肝内脂肪消退,具有保护肝细胞、防治肝纤维化之功效。板蓝根注射液则有消炎护肝、降低血清转氨酶的作用。

1. 临床资料

50例患者均来自于专科门诊,随机分为穴位组、对照组。穴位组30例,男性23例,女性7例;年龄33~56岁,平均年龄44岁;病程3~8年,平均4.2年;脂肪肝中度17例、重度13例;血清谷草转氨酶(AST)、谷丙转氨酶(ALT)、胆固醇(TC)、甘油三酯(TG)均异常。对照组20例,男性15例,女性5例;年龄32~55岁,平均年龄42岁;病程3~9年,平均4.3年;脂肪肝中度12例,重度8例;血清AST、ALT、TC、TG均异常。两组病例在年龄、性别及病程等方面无显著性差异($P>0.05$),具有可比性。

2. 临床表现及诊断标准

临床表现：都较轻微，且无特异性及肝病相关症状，仅有食欲减退、恶心、乏力、肝区疼痛、腹胀以及右上腹压迫感或胀满感等症状，以弥漫性肝肿大（轻、中度肝肿大）为最常见的体征。

诊断标准：依据2002年5月上海全国脂肪肝和酒精性肝病学术研讨会所修订的酒精性脂肪肝的诊断。

(1) 有长期饮酒史，一般超过5年，折合酒精量＞40 g/d，女性略低；或2周内有暴饮史。

(2) 禁酒后血清ALT和AST明显下降，4周内基本恢复正常，即在2倍正常上限值(ULN)以下。如禁酒前ALT和AST＜2.5倍ULN者则禁酒后应降至1.25倍ULN以下。

(3) 下列2项中至少1项阳性：①禁酒后肿大的肝脏1周内明显缩小，4周内基本恢复正常；②禁酒后GGT活性明显下降，4周后降至1.5倍ULN以下，或小于禁酒前40%。

(4) 病毒感染、代谢异常和药物等引起的肝损伤除外。

3. 脂肪肝超声诊断标准及超声分型

(1) 超声诊断标准：①肝实质呈点状高回声（肝回声强度＞脾、肾回声）；②肝深部回声衰减（＋～＋＋）；③肝内血管显示不清。上述3项中如具备第①项，加第②或第③项中任何一项即可确诊为脂肪肝，如只有第①项阳性，可疑诊脂肪肝。

(2) 超声分型：Ⅰ型（轻度）：肝前半部回声稍增强或增强，肝后半部回声稍减低，出肝面光带存在。Ⅱ型（中度）：肝前半部回声粗而强，且后半部回声减低，出肝面光带提高，远场增益可出现。Ⅲ型（重度）：肝前半部回声明显增粗增强，肝后半部回声消失，出肝面的光带不显示。

4. 治疗方法

穴位组给予清脂肝三联针（由复方丹参注射液、盐酸川芎嗪注射液、板蓝根注射液各2 ml组成），在肝、胆、脾、胃俞及足三里、阳陵泉、三阴交7个穴位中，每次酌情选4～6个穴位，每穴将上述药液注射1 ml，每周2次，双侧轮流注射。对照组不使用清脂肝三联针穴位注射。所有患者均给予维生素E 0.1 g，每日3次；血脂康胶囊2粒，每日

2次;益肝灵片1片,每日3次等治疗。两组疗程均为4个月。凡是确诊患者一律停用其他药物,并要节制饮食,增加运动及忌酒。同时均于治疗前、治疗后每月测定肝功能、血脂,而且固定操作人员应用B超仪常规检查肝脏,整个治疗期间临床症状及体征每周记录1次,不良反应随时记录。

统计学处理:组内百分率的比较采用X^2检验,组间均数比较采用t检验。

5. 疗效标准

治愈:症状、体征消失,B超检查肝脏形态及实质恢复正常,血清 AST 正常(0~45 U/L)、血清 ALT 正常(0~40 U/L)、血脂正常(TC:3.1~5.7 mmol/L、TG:0.56~1.71 mmol/L)。

有效:症状、体征好转,B超检查肝脏比治疗前降低1个分型或1个分型以上,血清 AST、ALT、TC、TG 正常或好转。

无效:未达到好转标准。

中度酒精性脂肪肝的疗效:穴位组和对照组的治愈率、有效率均有明显的改善。重度酒清性脂肪肝的疗效和肝功能及血脂变化,两组治疗前后血清 AST、ALT、TC、TG 测定结果变化比较治疗改善明显。穴位组血清 AST、ALT 治疗后与治疗前及与对照组治疗后比较,均有显著性差异($P<0.01$)。两组血清 TC 治疗后均有明显下降($P<0.05$),两组血清 TG 治疗后均有显著下降($P<0.01$)。

应用中药注射液治疗脂肪肝每4个月为1个疗程,治疗时间与药物差不多,同样可以改善临床症状,值得介绍。本研究使用清脂肝三联针穴位注射治疗中、重度酒精性脂肪肝30例进行临床观察,中、重度酒精性脂肪肝穴位组治愈率、有效率明显优于对照组治愈率、有效率。表明该疗法具有促进肝内脂质代谢和排泄,消除肝内脂肪和炎症,消除和明显改善临床症状和体征的作用。两组治疗后血清 AST、ALT、TC、TG 测定结果显示,穴位组降低血清 AST、ALT 的疗效优于对照组,降低 TC、TG 的疗效两组相近。因此,采用清脂肝三联针进行穴位注射,除了可刺激穴位发挥疏肝理气、健脾化湿、活血通络、清热解毒、调节脏腑气血阴阳平衡作用外,还通过穴位药物的吸收,达到扩张血管、改善肝脏微循环、清除体内自由基、促进肝内脂质代谢和排泄、消除肝内脂质沉积、恢复肝脏功能、消除临床症状和体征的功效。二者相辅相成,疗效明显高于对照组。另外,穴位注射治疗具有疗效显著、疗程短、方法简便、安全无毒等特点。

鞠丽君等

鞠氏祛脂护肝冲剂治酒精性脂肪肝

祛脂护肝冲剂选用虎杖来清泄中焦瘀滞；选用善于走散通行、活血化瘀的丹参来祛除肝经之瘀结；配以郁金既能活血，又能行气解郁；黄芩、茵陈蒿可增加本方清热燥湿解毒之功；另选用泽泻利水化浊；增加补肝血、敛肝阴之何首乌、白芍，以防利湿伤阴耗血之弊。诸药相配，共奏清热解毒、祛痰化瘀之功效。现代医学认为，酒精性脂肪肝的形成，主要因为：①脂质在肝内氧化减少；②肝内甘油三酯合成增加；③外周脂肪动员和肝利用循环脂肪增加；④肝脂蛋白的释放减少。现临床上常用的治疗酒精性脂肪肝的药物有血脂调节药、胆碱、维生素 B 族和维生素 E 等，均缺乏特异性，且不良反应和局限性较大，远非理想。而本观察效果显示，中药祛脂护肝冲剂能祛除肝脂，保护肝功能，明显改善临床症状和体征，体现了中医药治疗酒精性脂肪肝的优势，有进一步研究的价值。

1. 临床资料

130 例均来自门诊和住院患者，按就诊序号（约 3∶1）随机分为治疗组和对照组。治疗组 100 例中，男 72 例，女 28 例；年龄 30～65 岁，平均 48 岁；病程 1～10 年，平均 4.9 年；轻、中、重度酒精性脂肪肝分别为 8 例、51 例、41 例；γ-谷氨酰转移酶（γ-GT）异常 35 例。对照组 30 例中，男 20 例，女 10 例；年龄 32～65 岁，平均 49 岁；病程 1～13 年，平均 4.8 年；轻、中、重度酒精性脂肪肝分别为 3 例、13 例、14 例；γ-GT 异常 12 例。

2. 诊断标准

所有患者均经 B 超检查，符合酒精性脂肪肝特征，并参照以下标准：①饮酒史＞5 年，饮酒量＞150 g/d；②肝脏明显增大；③γ-GT 明显增高；④乙型肝炎病毒感染除外；

⑤超声检查:肝大,近场回声密集增强,远场回声衰减;⑥肝穿刺活检:肝细胞脂肪变性大于1/3;⑦戒酒后肝脏缩小,超声检查肝脂肪变图像改善。其中达到①②④⑤即可做出临床诊断。两组病例在年龄、性别及病程方面无显著性差异($P>0.05$),具有可比性。

3. 治疗方法

治疗组:口服祛脂护肝冲剂(由虎杖、黄芩、郁金、茵陈蒿、何首乌、泽泻、白芍、丹参8味中药组成,按3:1:1:1.5:1:1:1:3比例水煮浓缩、烘干制颗粒装袋,每袋10 g,每克含生药量9 g,制剂室制备),每次10 g,每日3次。

对照组:服用非诺贝特(每片0.1 g,广州威尔曼药业生产),每次0.1 g,每日3次。两组疗程均为1个月。

凡经确诊患者均于治疗前7天始忌酒并停服其他药物,治疗前1天晚上不进高脂饮食,次日晨空腹抽取静脉血查肝功能、血脂,并做血、尿常规检查,同时固定操作人员应用德国西门子小狮王黑白B超仪(探头频率为3.5 MHz),常规探查肝脏,肝脏B超积分参照《超声医学》制定,分0~3分计分。疗程结束后上述检查重复1次。服药其间临床症状及体征每周记录1次,不良反应随时记录。组间百分率比较采用X^2检验,组间均数比较用方差分析、t检验。

4. 疗效标准

治愈:症状及体征消失,B超检查肝脏形态及实质恢复正常,γ-GT正常,血脂正常。

有效:症状、体征好转,B超积分至少有3项指标每项比治疗前下降1分或1分以上,γ-GT、血脂正常或好转。

无效:未达到好转标准或加重者。

疗效:治疗组100例中治愈60例,有效32例,无效8例,总有效率为92.0%;对照组30例中治愈10例,有效10例,无效10例,总有效率为66.7%,两组总有效率比较,有显著性差异($X^2=10.9, P<0.01$)。

采用祛脂护肝冲剂治疗脂肪肝,所用药物都是治疗肝病疗效比较确切的药物,故疗效较好。

唐红敏等 唐氏祛脂护肝汤治非酒精性脂肪肝

1. 临床资料

98例非酒精性脂肪肝患者均为门诊患者,全部伴有不同程度的脂代谢紊乱症,部分还伴有血清转氨酶(ALT)增高及体重增加,随机分为两组。治疗组58例,其中男性34例,女性24例;年龄30~66岁,平均为49岁,病程1~8年以上,伴ALT增高28例,体重增加24例。对照组40例,男性23例,女性17例,年龄32~61岁,平均50岁,病程1~6年以上,伴ALT增高20例,体重增加14例。两组在性别、年龄、病程及实验室检查等方面均无显著性差异($P>0.05$),具有可比性。

2. 诊断标准

B超检查提示脂肪肝:肝区光点密集增强,后缘回声衰减,肝内管道显示不清或消失,亦常伴有不规则的低回声区——局灶性脂肪堆积。排除酒精性脂肪肝,均为研究对象。症状:患者可无明显不适,而于体检时发现;或有不同程度的肝区隐痛、食欲减退、腹胀、神倦、乏力、活动后气短等症状。并伴有不同程度的血脂异常或(和)肝功能指标(ALT)的轻度增加。

3. 治疗方法

治疗组给予祛脂护肝汤,基本方为黄芪、山楂、丹参、车前子各30 g,泽泻、决明子、枸杞子、菟丝子、虎杖、首乌、覆盆子各15 g,白术10 g,五味子6 g,并随证加减。偏于肝郁气滞者加强疏肝理气(加柴胡6 g,香附10 g),偏于痰湿阻络者加强化痰利湿(加苍术9 g,茯苓12 g,茵陈30 g),偏于气滞血瘀者加强活血理气(加赤芍10 g,郁金10 g,当归12 g)。上药煎煮后取汁400 ml,分早、晚温服;对照组口服大黄䗪虫丸(湖南德康制药有限公司)3 g,每日 2 次,均以 2 个月为 1 个疗程。治疗期间,嘱患者停用其他调脂保肝药物,予低脂饮食并适当锻炼。每个疗程前后各查 1 次 B 超及血脂、肝功能等生化指标,并测体重。

4. 疗效标准

临床治愈:症状、体征消失,B 超提示肝脏形态恢复、肝内血管显示清晰、肝血流图正常,血脂正常,ALT 正常。

显效:症状、体征明显好转,B 超提示脂肪肝转为肝脂肪浸润,血脂检查甘油三酯(TG)下降≥40%,或总胆固醇(TC)下降≥20%,ALT 下降≥50%。

有效:症状有好转,B 超提示肝后缘回声衰减减轻、肝血流图呈好转趋势,TG 下降 20%~40%,TC 下降 10%~20%。

无效:症状、体征、B 超未达到有效标准。

5. 治疗结果

两组患者经治疗后,TG、TC、ALT 明显低于治疗前,均有显著性差异,而组间比较均无显著性差异,说明两药均有明显降低 TG、TC、ALT 的作用,且疗效相似。而超声显像提示,治疗组对脂肪肝的总有效率为 87.9%,对照组为 67.5%,两组比较有显著性差异。

采用补气降脂的中药治疗脂肪肝,既可以改善肝功能,又可以使肝脏的脂肪得以消除,使生化指标下降。

哪些脂肪肝患者需要使用保肝药物

建议以下类型的脂肪肝患者使用保肝药物:首先,伴有肝功能异常者,例如,血清转氨酶、γ-谷氨酰转肽酶持续增高;其次,B 超、CT 提示脂肪性肝炎、肝纤维化的患者;再者,脂肪性肝炎或进展性肝纤维化的高危人群,例如,年龄大于 45 岁、内脏性肥胖、糖尿病、高血压、高甘油三酯血症、明显的高血糖等多项异常情况并存;此外,酒精性脂肪肝已戒酒 3 个月、非酒精性脂肪肝基础治疗 6 个月仍无效的患者,或所采用的基础治疗有可能导致肝胆系统并发症,以及隐源性脂肪肝有慢性肝病相关征象者。

李夏亭等
李氏柔肝降脂胶囊治脂肪肝

45 例脂肪肝患者为脂肪肝门诊和肝科住院患者,经 B 超确诊,并排除病毒性、免疫性或药物性肝炎。其中男性 37 例、女性 8 例,中位年龄 48 岁(19~61 岁),长期饮酒者 20 例,肥胖者 36 例(Quetlet 指数>24),血脂水平异常者 34 例,肝功能异常者 35 例,合并胆石症者 5 例。

B 超诊断:轻度脂肪肝 7 例,中度脂肪肝 32 例,重度脂肪肝 6 例。

治疗药物:柔肝降脂胶囊(由制大黄、赤芍、丹参、生山楂、何首乌、牡蛎等组成),每次 0.8 g,每日 3 次,餐前半小时口服,30 天为 1 个疗程,每例观察 3~6 个疗程。

观察项目:每月测定肝功能、血脂水平,并于治疗中始终 B 超检查肝、胆、脾形态学变化。肝功能、血脂水平由奥林巴斯 Au-800 型全自动生化分析仪测定,B 超为 B&K3535 型彩色多普勒超声仪。所有检查均有专人负责。

不良反应:执行 GCP 不良反应观察标准。

结果:肝功能、血脂水平变化:治疗后肝功能正常者 34 例,好转者 8 例,无明显变化者 3 例;血脂水平正常者 29 例,好转者 11 例,无明显变化者 5 例。

肝脏形态学变化:治疗后肝脏形态恢复正常者 6 例,其中 4 例治疗前为轻度脂肪肝、2 例为中度脂肪肝,明显改善者 15 例(中、重度转轻度或重度转中度),无明显改变者 24 例。

不良反应:6 例患者于服药初期 3~7 天有轻度腹泻,均自愈。余未发现不良反应。

在治疗上多采用祛湿化痰、活血化瘀之法,兼以养肝疏肝健脾。柔肝降脂胶囊中,制大黄、赤芍清泄湿热、活血化瘀。《本草备要》称赤芍能行血中之滞,尤能泻肝火;丹参、生山楂行瘀消积。《本草正义》谓丹参专入血分,活血行气,达脏腑而化瘀滞、消积破癥;何首乌、牡蛎养肝血清肝热、平肝软坚。诸药合用,共奏疏肝祛湿、活血化瘀、养血柔肝之效。现代研究表明,大黄、何首乌、丹参都有降血脂之效。动物实验表明,丹参有降低肝内脂肪(特别是甘油三酯)的作用,认为丹参促进脂肪在肝细胞中的氧化作用。何首乌可使实验动物肝中甘油三酯降低达52%,其所富含的卵磷脂能阻止胆固醇在肝内沉积。初步观察结果表明,柔肝降脂胶囊中所用药物能有效地改善脂肪肝患者的肝功能,改善血脂水平,从而减少肝脏脂肪蓄积,有效地降低脂肪肝患者明显增高的TG水平,可能有助于抑制其肝纤维化形成及进展。

放任脂肪肝的宿命

影响视力:中医认为,肝开窍于目,眼睛之所以能看见东西就是因为有赖于肝气疏泄和肝血濡养。因此肝功能不正常,眼睛会很敏感。脂肪肝患者有可能出现视力降低,眼睛干涩,看不清远处的物体;读书时眼睛容易疲劳;眼睛突然看不见周围的物体,但是片刻后就能恢复。

影响性功能:脂肪肝引起肝脏损伤后,男性体内的雌激素水平相对升高,可能出现乳房异常发育、睾丸变小、变软、早泄、性欲减退等。

消化系统疾病:脂肪肝导致消化不良,引起食欲不振,会使人精神不振,神经衰弱,皮肤干枯,面色暗淡。

动脉粥样硬化和心脑血管疾病:脂肪肝患者常伴有高血脂、高胆固醇等,容易形成血栓,最终导致动脉粥样硬化。心脑血管由于供血不足,易引发心绞痛、心肌梗塞、脑梗塞、脑中风。

肝硬化和肝癌:脂肪肝长期得不到治疗会引起肝细胞缺血坏死,从而诱发肝纤维化和肝硬化等多种恶性肝病。

郑 欣
郑氏软肝胶囊治脂肪肝 ALT 升高

1. 临床资料

郑欣于 2001 年 10 月至 2002 年 10 月使用软肝胶囊治疗各型脂肪引起的 ALT 异常，以 52 例作为治疗组。其中男 47 例，女 5 例，年龄 31～53 岁（平均 37.8 岁）。对照组 10 例均用益肝灵片治疗，其中男 12 例，女 1 例，年龄 31～55 岁（平均 38.4 岁）。全部病例经彩超确诊为脂肪肝后，再做肝功能检查，筛选出肝功能异常者（ALT≥80）作为治疗对照观察对象，并排除其他疾病引起的肝功能异常。

2. 治疗方法

治疗组全部使用软肝胶囊（每粒 0.45 g，相当生药 2.25 g，方药组成：黄芪、太子参、首乌、穿山甲、鳖甲、鸡内金、炒大黄、柴胡、郁金、三七粉），每次 3 粒，每日 3 次。对照组全部服用益肝灵片，每次 2 片，每日 3 次，两组均连服 20 天，20 天后复查肝功能，观察转氨酶变化情况。

3. 疗效标准

显效：ALT 降低 40% 以上；有效：ALT 降低＞20%；无效：ALT 降低＜20%。

4. 治疗结果

治疗组 52 例中，显效 30 例（69%）；有效 13 例（23.1%）；无效 0 例，总有效率 100%。对照组 15 例中，显效 5 例（33.3%），有效 8 例（53.3%），无效 2 例（13.3%），总有效率 86.7%。

方桂女等 方氏汤剂合胶囊治脂肪肝

方桂女等自拟疏肝降脂散,方中柴胡、枳壳、香附疏肝理气;川芎、白芍、丹参活血化瘀;泽泻、陈皮化痰利湿;首乌、决明子、绞股蓝降脂。肝得健为大豆中提取的多价不饱和磷脂,近代药理学认为多价不饱和磷脂为肝窦内皮和肝细胞膜稳定剂,可降低脂质过氧化,减少肝细胞脂变及其伴随的炎症和纤维化,同时也可增强血液和组织中脂肪分解。

1. 临床资料

门诊治疗患者68例,男性49例,女性19例,年龄29～68岁,平均年龄43.6岁;病程1～8年,平均3.6年;其中营养失调性脂肪肝36例,肝炎后脂肪肝18例,酒精性脂肪肝14例,合并糖尿病3例。全部病例均有不同程度的肝区胀闷不适或隐痛。B超提示:脂肪肝。肝功能异常68例,其中ALT异常35例,ALT在50～187 U/L;AST异常35例,AST在30～126.3 U/L;γ-GT异常68例,γ-GT在40～250 U/L;血脂水平偏高59例;甘油三酯偏高48例,甘油三酯在1.9～5.8 g/L;胆固醇偏高21例,胆固醇在5.8～8.2 g/L;29例患者体重超重。将全部病例随机分为2组,治疗组41例,男性31例,女性10例;对照组27例,男性18例,女性9例,两组病例病程、病情相似,具有可比性。

2. 诊断标准

①肝区胀闷不适或隐痛;②脂肪肝B超检查示:近场回声增强增密或伴远场回声衰减,管状结构改变,肝肿大或不大;③肝功能异常,血脂偏高。

3. 治疗方法

一般疗法:①肝功能指标异常者以休息为主,肝功能正常者适当加强体育锻炼;

②调整饮食结构,以高纤维、高蛋白、低脂饮食为主;③禁酒;④控制血糖,控制体重。

药物治疗治疗组:肝得健胶囊每次2粒,每日3次。中药疏肝降脂汤:柴胡、枳壳、香附、芍药、陈皮、川芎、泽泻、首乌、决明子、绞股蓝、丹参;ALT偏高加五味子、垂盆草。中药每日1剂,一剂煎2次分服。

对照组:肝得健胶囊每次2粒,每日3次;维生素C片每次2片,每日3次。治疗疗程为3个月,疗程结束时观察相关的症状、体征,进行肝功能指标(ALT、AST、γ-GT等)、血脂(TC、TG)、B超检查。

4. 结果

两组患者治疗前后主要症状和体征的变化有显著性差异。治疗组、对照组治疗后ALT、AST、γ-GT较治疗前均明显下降,且治疗组较对照组下降更明显,差异具有显著意义($P<0.001$)。治疗组、对照组治疗前后TG均有一定程度下降,而治疗组下降较对照组明显($t=2.905$),治疗前后两组TC下降不明显,两组比较无显著性差异。

采用疏肝降脂汤治疗脂肪肝,通过疏肝降脂的中药改善脂肪肝治疗前后的血脂变化,并与对照组有明显差异,说明中药治疗脂肪肝的疗效是可靠的。

脂肪肝一日食谱举例

早餐:馒头(面粉50 g),稀饭(大米50 g),红腐乳10 g,小咸菜10 g。

午餐:大米饭100 g,韭菜炒鸡蛋(韭菜100 g、鸡蛋50 g),菠菜牛肉丝(菠菜100 g、牛肉50 g),西红柿蛋汤(西红柿50 g、鸡蛋20 g)。

晚餐:莜麦面饼(莜麦面50 g),小米粥(小米50 g),菜花炖肉(菜花100 g、猪肉50 g),腐竹炒芹菜(腐竹50 g、芹菜100 g)。

全日烹调用油15 g。

全日热能6 972 kJ(1 660 kcal)左右。

陈丽英等

陈氏疏肝利湿降脂方治脂肪肝

1. 临床资料

32例脂肪肝均为门诊患者。男24例,女8例;年龄26~64岁,平均(40.2±13.4)岁;病程30天至12年,平均(1.8±2.5)年。并存高脂血症史28例,肥胖史20例,酗酒史11例,乙型肝炎史5例,均有不同程度的肝功能异常。所有病例都经两次以上腹部B超或CT检测,证实为脂肪肝。

2. 疗效标准

显效:B超检查肝脏形态及实质基本恢复正常,ALT、AST、γ-GT正常或好转,治疗前后症状积分下降>2/3者10例。有效:B超检查肝脏形态及实质有所恢复,ALT、AST、γ-GT好转,治疗前后症状积分下降>1/3且<2/3者18例。无效:未达到好转标准或加重,治疗前后症状积分下降<1/3者4例。

3. 治疗方法

自拟疏肝利湿降脂方治之。方中柴胡、枳实疏肝柔肝;败酱草、金钱草、垂盆草利肝胆,清湿热,且有降低转氨酶、转酞酶的作用。药理证明,败酱草能促进肝细胞的再生,使肝细胞炎症消退,故能改善肝功能;葛根、黄芩、生甘草清热解毒,具有解酒护肝、提高肝脏解毒的功能;对于酒精性脂肪肝还可重用茯苓、栀子、连翘,且须严格戒酒;降脂可用生首乌、生山楂、生大黄。通过不同机制,作用于肝脏的不同环节,诸药合用,有舒肝利胆、降脂健脾、护肝降酶之功。对脂肪肝患者症状、体征的改善,肝功能及血脂的恢复,B超声像图的改善均有较好的作用,总有效率87.5%。在脂肪肝患者的防治中,注重体育锻炼,调节适度的运动量,适当休息,食用低碳水化合物、低脂肪、高蛋白质饮食及新鲜蔬菜水果。因新鲜蔬菜含有丰富的维生素、纤维素、无机盐和微量元素,每天吃500 g左右的蔬菜可起到充饥、降血脂、减肥和防治脂肪肝的作用。但要少吃水果,或吃含糖量低的水果。

脂肪肝的养生

得了脂肪肝,也不用太紧张,只要稍微调整一下饮食和生活习惯,就会大有改观。

脂肪肝是营养不良造成的。这里的"良"说的是食品的质和数量是否均衡。常见的有长期大量饮酒,伤害了肝功能的酒精性脂肪肝。还有热量过剩,身体肥胖,缺乏运动;或不肥胖,但消化不好,饮食结构不好,吃得不均衡,或不重视蔬菜、水果和其他营养的均衡,整天大鱼大肉,粮食玩命吃,忽略了均衡,影响了肝脏内的正常代谢。

另一类则是因为经济或本身原因,吃得很"贫苦"!饮食中长期缺乏蛋白质,克扣生长必需的原料,使得维持肝脏正常工作的维生素、蛋白质等原料不够,无法正常维持肝内脂肪等能量的代谢,造成脂肪积压。

还有一类就是身体虚弱、久病,吃不下东西,营养不足,或吃得下却无法吸收。

特别注意的是,脂肪肝患者切忌快速减肥,切忌在短时间内快速降低体重,尤其是中度以上的患者。因为快速减肥意味着脱水,意味着能量严重缺乏,这样会适得其反,会加速肝功能的破坏。这些患者不要用减肥来消灭脂肪肝,而是应该均衡饮食,适度活动,提升身体的气血,不要去管体重有多少。随着身体状况好转,营养均衡,体重会有所减轻的。

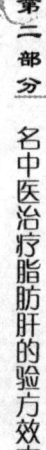

洪声等
洪氏舒肝祛脂胶囊治脂肪肝

1. 临床资料

全部病例来自于 2000 年 6 月至 2001 年 6 月期间中医专病门诊。34 例中男性 27 例,女性 7 例;年龄 31~68 岁,平均(45.29±8.98)岁。均有不同程度的肝功能损害(转氨酶>40 U/L,或胆红素>1.7 U/L),21 例伴有单纯性高甘油三酯血症(TC<6.0 U/L,TG>1.8 U/L),8 例为混合性高脂血症(TC>6.0 U/L,TG>1.8 U/L),27 例伴有高血压,27 例男性患者均有饮酒史。部分患者服用过益肝灵、胆维他、维生素 C 等 3 个月以上,且疗效不显著。部分高脂血症患者短期服用过他汀类或贝特类降脂药,疗效确实,但因有损于肝、肾功能,已自行停用。

全部病例均经 B 超检查确诊,表现为较强细小光点,呈明亮肝,肝内血管结构显示不清,肝的深部组织回声减弱。全部病例均有不同程度的肝损害(转氨酶>40 U/L 或胆红素>1.7 U/L)。全部病例均超过标准体重,尤以腹围增加明显。临床表现多有肝区胀痛、食后腹胀、便溏、乏力等症状。

本研究排除由药物、妊娠、甲状腺功能减退、肾脏疾病、糖尿病等引起的继发性脂肪肝。

观察期间,停服其他药物,改服舒肝祛脂胶囊(由药剂科提供,沪卫药剂 N(99)-0381),每日 3 次,每次 5 粒,连服 12 周,并且嘱患者服药期间尽量改变不良饮食习惯,晚饭以清淡为主,提倡少食。服药前测定肝功能、血脂、体重、腰围、B 超等指标。用药后 8 周、12 周复查。结果均以 $X±S$ 表示,计数资料采用 t 检验。

2. 疗效标准

(1)B 超检查

显效:恢复正常;有效:强细小光点、肝内血管结构不清、深部组织回声减弱等情况有所改善;无效:无明显改善。

(2) 生化检查

以 SGOT、SGPT 为主。显效:SGOT、SGPT 正常或下降>20%;有效:SGOT、SGPT 下降 10%~20%;无效:SGOT、SGPT 无变化或下降<10%。血脂显效:TC、TG 下降>40%;有效:TC、TG 下降>10%;无效:TC、TG 治疗后无明显变化或下降<10%。

(3) 临床症状

显效:临床诸症状消失;有效:临床症状改善;无效:临床症状无明显变化。

舒肝祛脂胶囊为纯中药制剂,由柴胡、郁金、海藻、参三七、红花等组成。现代研究已证实,方中柴胡、青皮、枳壳等疏肝消脂、破肝中之结;黄芩、生大黄、败酱草等清热化积,配以猪苓利水渗湿;三七、红花、海藻、郁金活血行瘀、化痰清源;加上白芍、女贞子柔肝养肝。从清化湿热、消痰、消瘀、消脂着手,同时兼顾调和气血、养肝健脾,从而避免单一治疗的偏颇性。

本组观察结果还显示,舒肝祛脂胶囊还可调节血脂水平,消除脂肪堆积,有小幅减肥作用。且服药观察期间全部病例均未见任何不良反应,适宜于长期服用,为肝损害的脂肪肝患者提供了安全有效的治疗用药。

脂肪肝患者合理膳食的五个注意

第一,一定要限酒,不必戒肉。

第二,每顿饭二两粮,不当泔水缸。

第三,三份高蛋白(一两瘦肉、一个鸡蛋、二两豆腐)。

第四,饮食有粗有细、不甜不咸。

第五,每天 500 g 蔬菜和水果(弱碱性)。

孙 光

四君子汤合温胆汤治糖尿病高脂血症脂肪肝

1. 临床资料

病例为2000年1月至2002年1月临床确诊为糖尿病高脂血症、B超证实患有脂肪肝的患者,符合WHO标准。共26例,男14例,女12例;年龄45~72岁,平均58.5岁;糖尿病病程4~20年,均使用胰岛素把血糖控制在正常水平;高脂血症、脂肪肝病程2~8年,均短于糖尿病病程。服中药每日1剂,30天为1个疗程,进行2个疗程后复查血脂、肝功、肝脏B超。

2. 治疗方法

基本方:党参、大腹皮各12 g,茯苓15 g,甘草、枳实各6 g,陈皮8 g,半夏、白术、香附、竹茹各10 g。脾虚、自汗者加黄芪;脾虚湿重、大便泄泻者加炒薏苡仁、白扁豆、苍术;脾肾阳虚加干姜、补骨脂、益智仁。

3. 疗效标准

显效:血糖正常;肝功正常;甘油三酯(TG)≤2.28 mmol/L,总胆固醇(TC)≤5.2 mmol/L,高密度脂蛋白(HDL-C)>0.9 mmol/L,低密度脂蛋白(LDH-C)<3.4 mmol/L;B超:未见脂肪肝。

有效:血糖正常;肝功正常;TG≤5.65 mmol/L,TC<6.2 mmol/L,HDL-C>0.9 mmol/L,LDH-C<4.1 mmol/L;B超:未见脂肪肝或由重度转为轻度。

无效:血糖正常;肝功可不正常;TG>5.65 mmol/L,TC≥6.2 mmol/L,HDL-C≤0.9 mmol/L,LDH-C≥4.1 mmol/L;B超:仍有原来程度的脂肪肝。

4. 治疗结果

26例患者经2个疗程治疗，显效8例，占30.8%；有效16例，占61.5%；无效2例，占7.7%；总有效率92.3%。

正常情况下，糖、脂代谢在肝内保持动态平衡，患糖尿病后，动态平衡被破坏，脂代谢异常，在肝细胞内堆积，形成脂肪肝，其机制：①大量的脂肪酸被肝细胞摄取；②肝细胞损害导致甘油三酯与载脂蛋白合成障碍；③肝细胞损害导致肝内游离脂肪酸氧化降低，致甘油三酯增加。本组疗程中用胰岛素将血糖控制在正常水平，以避免降糖药物对肝细胞损害，从而影响血脂数值。方药以四君子汤合温胆汤加减：党参、白术、茯苓、甘草补脾益气治其本；陈皮、半夏、竹茹、枳实、大腹皮化痰和中治其标；香附舒肝理气。治疗过程中，患者反应良好，无一例因不能耐受而中断治疗。研究结果表明此方剂对糖尿病合并高脂血症及脂肪肝疗效显著。

肥胖性脂肪肝患者的运动方法

最好的减肥运动：游泳

当你试图减肥并使体重不再反弹的时候，坚持游泳对消除多余脂肪十分有效。一般来说，凡是有氧运动皆有减肥效果，但以手脚并用的运动为优，因其较单用上肢或下肢的运动消耗脂肪多。游泳时身体消耗的能量大，有利于消除身体赘肉，适合于中青年人。

最轻松的减肥运动：散步

散步，作为一种减肥方法，其功效在很大程度上被人们低估了。如果每次走45分钟，每周4次，坚持1年，就可使你的体重减少9公斤。但前提是不能增加食物摄入量。如果将散步和减少热量摄入结合起来，减肥效果会更好。研究人员认为，散步对减肥有3个主要作用：可消耗热量；有助于维持基础代谢；减少脂肪而不损害肌肉组织。与其他锻炼方式相比，散步最突出的优越性就是简单轻松，最容易坚持下去，但每次走45分钟是必不可少的。这种运动方式适合于中老年人。

徐 端

启宫丸加减治脂肪肝验案一则

【病案举例】

林某,男,52岁,初诊:2002年7月23日。刻诊:体态丰腴,神靡乏力,纳呆,恶心,腹胀,便溏,面色㿠白。身高165 cm,体重75 kg,腰围113 cm,舌胖苔白厚腻,脉滑。实验室检查:血脂TC 7.8 mmol/L,TG 2.4 mmol/L。B超检查:提示为重度脂肪肝。西医诊断:脂肪肝伴高脂血症。

中医诊断:脾虚痰湿壅积。

治宜健脾祛痰,降脂化浊,启宫丸加减:白术15 g,苍术10 g,法半夏15 g,云苓15 g,藿香15 g,泽泻15 g,川芎10 g,神曲15 g,荷叶10 g,枳壳10 g,5剂,每日1剂,水煎分3次服。

7月29日复诊:患者服药后腹胀减轻,苔渐退,仍遵前法,原方增损,坚持治疗。

9月23日:患者来院复诊,B超示肝胆胰脾未见异常。TC:5.6 mmol/L,TG:1.8 mmol/L,症状消除,腰围103 cm,体重70 kg,为巩固疗效再进5剂。

运用利湿化痰方药对脂肪肝进行治疗,可以明显改善患者的症状和体征。

韩伟锋等 韩氏消胀调肝汤治肥胖性脂肪肝

1. 临床资料

治疗组 64 例,其中男性 48 例,女性 16 例;年龄 18～64 岁,平均 38.5 岁;病程 1～15 年,平均 5.5 年。对照组 30 例,其中男性 22 例,女性 8 例;年龄 20～60 岁,平均 39.5 岁;病程 9 个月至 16 年,平均 5.6 年。两组病例在性别、年龄、病程及病情方面无显著性差异($P>0.05$),具有可比性。

2. 诊断标准

(1)单纯性肥胖,体重超过标准体重 20% 以上。

(2)疲乏,肝区疼痛或不适,腹胀,食欲不佳。

(3)肝脏不同程度增大,质中等硬度。

(4)肝功能轻度或中度异常,谷丙转氨酶、γ-转肽酶升高,总胆固醇 $\geqslant$ 8.5 mmol/L,甘油三酯 $\geqslant$ 2.8 mmol/L。

(5)B 超检查:肝肿大,肝出波明显衰减。

(6)排除由其他因素如糖尿病、饮酒、药物等引起的脂肪肝。

3. 治疗方法

治疗组用自拟消胀调肝汤:三棱、莪术、炮山甲各 12 g,丹参、生白术、生山药、生苡仁、焦山楂、泽泻、大腹皮各 30 g,郁金、香附、乌药各 15 g。加减:肠鸣便溏,遇冷则甚者,白术、山药、苡仁改为炒用;舌苔厚腻,口苦而黏者,加藿香 10 g、龙胆草 15 g;大便干结者加大黄(后下)10 g。水煎服,每 2 日 1 剂。对照组用西药肝得健胶囊,每次 2 粒,每日 2 次,口服。两组均控制饮食,停用其他药物,3 个月后统计疗效。

4. 疗效标准

治愈为症状消失,血脂、肝功能正常,B超示脂肪肝波型消失、肝脏回缩至正常;显效为症状基本消失,血脂、肝功能近于正常,B超示脂肪肝波型基本消除、肝脏明显回缩;有效为症状大部分消失,血脂、肝功能好转,B超示脂肪肝波型减少、肝脏轻度回缩;无效为症状及各项检查未见改善。

5. 治疗结果

治疗组64例中,治愈45例,显效10例,有效7例,无效2例,治愈率为70.31%,总有效率为96.88%;对照组30例中,治愈6例,显效7例,有效8例,无效9例,治愈率为20.00%,总有效率为70.00%。经统计学处理,两组的治愈率有显著性差异($P<0.01$),总有效率也有显著性差异($P<0.05$)。

消胀调肝汤中三棱破血中之瘀结,莪术行血中之郁滞,两者配伍消瘀散结、行气消积;丹参、郁金活血化瘀,解郁理气;炮山甲善走窜,有祛瘀通络、软坚散结之功;香附、乌药入肝经畅肝气,走少腹畅大肠,共奏行气活血之效;白术、山药、生苡仁、焦山楂可健脾胃,杜痰湿之源;泽泻、大腹皮利水湿,直折痰浊。现代研究证明,泽泻、山楂、丹参有降血脂及抑制肝内甘油三酯合成而抗脂肪肝的作用。

非肥胖性脂肪肝患者的运动

非肥胖性脂肪肝患者的锻炼任务主要是发展全身肌肉,加强肌肉力量,增强代谢过程,促进消化吸收。在锻炼方式上包括全身锻炼和力量练习。开始锻炼时,先做徒手和小力量练习,适应后再逐渐增加运动量。

为增强新陈代谢,促进消化吸收,最有效的运动是步行、慢跑和游泳。可先慢跑10分钟,做15分钟的力量锻炼,再步行5分钟,配合徒手操和整理动作,如抖动四肢或按摩肌肉。开始每日1次,逐渐增加到2~3次。

周玉琴

周氏消脂复肝合剂治脂肪肝

1. 临床资料

观察肝病科门诊及住院患者 50 例,随机分为两组,治疗组 30 例中,男 20 例,女 10 例;年龄最小 11 岁,最大 62 岁,平均 38.6 岁;伴乙型肝炎病毒阳性 12 例。对照组 20 例中,男 13 例,女 7 例;年龄最小 15 岁,最大 67 岁,平均 39.3 岁;伴乙型肝炎病毒阳性 8 例。

诊断依据:①患者有不同程度的肥胖,临床上可伴乏力,食欲欠佳,肝区隐痛;②B 超提示脂肪肝;③血脂升高(甘油三酯>1.70 μmol/L);④肝功能轻中度异常。

2. 治疗方法

治疗组予自制消脂复肝合剂,药用:茵陈、连翘各 100 g,泽泻、虎杖各 50 g,生大黄 25 g,莪术 50 g。每日 2 次,每次 50 ml 口服。对照组予多烯康胶囊,每次 2 丸,每日 3 次;益肝丸每次 2 片,每日 3 次。两组均服 4 个月,每月复查 1 次肝功能、血脂。4 个月后,复查 1 次 B 超。

3. 治疗结果

显效:临床症状消失,B 超检查脂肪肝消失,血脂恢复正常,肝功能恢复正常。有效:临床症状消失,B 超检查脂肪肝好转,血脂或肝功能中有一项恢复正常。好转:临床症状好转,B 超检查脂肪肝好转,血脂或肝功能有所下降,但未恢复正常。无效:上述之症均无变化。

治疗组 30 例,显效 18 例(60%),有效 8 例(26.7%),好转 2 例(6.7%),无效 2 例(6.6%),总有效率 28 例(93.4%)。对照组 20 例,显效 6 例(30%),有效 5 例(25%),好转 1 例(5%),无效 8 例(40%),总有效率 12 例(60%)。经改进 Ridit 法检验 U=

2.46,两组疗效有显著性差异($P<0.05$)。

现代药理研究发现,泽泻的有效成分 T 提取物对各种原因引起的动物脂肪肝均有良好的疗效,指出泽泻可减轻肝内脂肪量,改善肝功能;虎杖、茵陈所含白藜芦醇苷,有降血清甘油三酯的功效,活血之品往往通过脂肪的氧化或降解等"主动"机制来消除脂肪肝;连翘除具有较强的抗菌作用外,还能明显减轻肝细胞变性和坏死,恢复肝细胞内积蓄的肝糖原和核糖核酸的含量,下降谷丙转氨酶的活力,具有抗肝损的作用。因此,消脂复肝合剂具有降血酯减肥,改善肝功能的效果。消脂复肝合剂治疗脂肪肝的总有效率为 93.4%,而西药对照组总有效率为 60%,两组比较有显著性差异($P<0.05$)。B超检查对照,治疗组有效率为 93.4%,对照组 60%,两组有显著性差异($P<0.01$)。在降甘油三酯方面,治疗组总有效率为 90%,对照组总有效率为 45%,两组有显著性差异($P<0.05$),两组比较说明消脂复肝合剂治疗脂肪肝是有效的。

导致脂肪肝的罪魁祸首

肥胖和营养过剩:大鱼大肉和油炸食品的长期摄入,血液中大量的游离脂肪酸超过了肝脏的运输代谢能力,引起肝脏脂肪的堆积并且超过了肝脏处理的极限,增大了肝脏的负担,因此而形成了脂肪肝。

慢性病毒性肝炎:慢性丙型肝炎容易合并脂肪肝。

酒精中毒:酒精是导致脂肪肝最常见的因素,如果长期饮酒就会导致慢性酒精中毒,影响肝脏甘油三酯的代谢,使肝内脂肪氧化减少,引起脂肪的大量堆积。慢性嗜酒者近 80% 发生脂肪肝,其中有 20%~30% 的患者最终将发展为肝硬化、肝癌。

糖尿病和高脂血症:糖尿病和高脂血症患者体内的葡萄糖和脂肪酸在肝脏内转变成脂肪并存积下来,引发脂肪肝。

姜国峰等
消脂益肝茶合复方丹参片治单纯性脂肪肝

中医认为，单纯性脂肪肝属"胁痛"、"积聚"、"肥气"范畴。主要因情志不畅，肝气不舒，饮食不节，脾胃损伤使气机阻滞，痰湿凝聚，血行不畅，遂使气滞血瘀，痰湿气血搏结，日积月累而成本病。故肝郁脾虚、气滞血瘀为本病病机。消脂益肝茶是针对病机而设，故能够取得疗效。单纯性脂肪肝治疗全过程必须贯穿畅达情志、饮食调理，适当体育活动。药物疗法、心理疗法、饮食疗法和体育锻炼疗法四者结合，实乃治疗本病之准则。

1. 临床资料

126 例均为门诊和住院患者，按门诊序号(2：1)随机分为治疗组和对照组。治疗组 84 例中，男 50 例，女 34 例；年龄 26~62 岁，平均 37 岁；病程 0.5~9 年，平均 3 年。肥胖者 52 例，Ⅱ型糖尿病 9 例，高脂血症 53 例，嗜酒史(饮酒年数＞5 年，饮酒量＞150 ml/d)52 例。其中肥胖、糖尿病、高脂血症和嗜酒史 4 项中 3 项以上并存者 55 例，肝功能异常 54 例，B 超异常 84 例。对照组 42 例中，男 30 例，女 12 例；年龄 26~63 岁，平均 37.5 岁；病程 0.5~9.5 年，平均 3 年。肥胖 29 例，Ⅱ型糖尿病 7 例，高脂血症 34 例，有嗜酒史 27 例。其中肥胖、糖尿病、高脂血症和嗜酒史 4 项中 3 项以上并存者 31 例。肝功能异常 30 例，B 超异常 42 例。两组病例在年龄、性别、病程、病因及 B 超检查结果方面具有可比性。

2. 诊断标准

(1)符合脂肪肝的 B 超诊断标准。
(2)血清无 HBV、HCV、HEV 等嗜肝病毒感染的依据。

(3)肝脏增大。

3. 治疗方法

两组病例观察期间积极治疗原发病,包括控制血糖,降低体重,低脂低糖清淡饮食及控制烟酒。治疗组饮服消脂益肝茶。组方:柴胡、丹参、北楂、青果、枳壳各 2 g,安溪铁观音茶 40 g。中药共研细末后与茶混合制成袋泡茶 5 袋。每日上、下午各泡服 1 次,每次 1 袋,频频饮服之。配服复方丹参片,每次 3 片,每日 2 次。对照组口服肌醇片,每次 0.2 g,每日 3 次,复方丹参片用量与用法与治疗组同。3 个月为 1 个疗程,均治疗 1 个疗程。治疗期间停用其他降脂药,高脂血症和肥胖以外的合并症可进行对症治疗。两组治疗前后均进行肝胆 B 超、血脂、肝功能和尿常规检查。治疗期间每周记录临床症状和体征情况 1 次。若有不良反应随时记录。

4. 疗效标准

治愈:症状及体征消失,B 超检查肝脏形态及实质恢复正常,肝功能及血脂正常。

好转:症状、体征好转,B 超积分治疗后至少有 3 项指标比治疗前下降 1 分或 1 分以上;肝功能、血脂正常或好转。

无效:未达到好转标准或加重。

5. 临床疗效

治疗组:治愈 30 例,好转 47 例,无效 7 例,总有效率 91.7%。对照组:治愈 12 例,好转 20 例,无效 10 例,总有效率 76.2%。

治疗组疗效优于对照组,两组疗效比较,$P<0.05$。

6. B 超影像学观察

治疗组治疗前脂肪浸润 100%,肝脏形态及实质异常 100%,治疗后分别为 8.4% 和 16.7%;对照组治疗前脂肪浸润 100%,肝脏形态及实质异常 100%,治疗后分别为 24% 和 35.70%。两组治疗前后变化比较,有显著性差异,$P<0.05$。

7. 肝功能检查

治疗组治疗前肝功能异常占 64%,治疗后 16.6%;对照组治疗前肝功能异常占 71.4%,治疗后 35.7%,两组治疗后有显著性差异,$P<0.05$。

8. 临床症状和体征的观察及尿常规检查

临床症状和体征,治疗后两组均有显著改善;尿常规检查两组治疗前后无变化。

治疗组之所以有效是因为方中柴胡疏肝理气；青果、北楂、枳壳健脾和胃；辅以丹参活血化瘀而不伤正，再联合复方丹参片共奏疏肝健脾、理气化瘀扶正之功效。脂肪代谢异常是诱发单纯性脂肪肝的重要因素，据检测，安溪铁观音茶内含有丰富的多糖类、茶素、维生素C族、多种氨基酸及矿物质、微量元素等，能抑制肝内脂质合成，防止烯醇及中性脂肪在肝脏中沉积；丹参中水溶性成分丹酚酸A有显著的抗脂质过氧化、抗肝损伤、抗肝纤维化作用；加之青果去脂消积，切断了肝内TG来源的另一通道，这可能是治疗组疗效优于对照组的原因之一。

刷指疗法，保肝健肝

人体中有12条经络与五脏六腑的生理机能息息相关。其中6条（肺经、大肠经、心包经、三焦经、心经与小肠经）是以手指尖为出发点的，因此，中医认为"手为诸阳之会"，经常对手指进行刺激，就可以使经络畅通，气血调和，从而达到自我保健的目的，这就是"刷指保健法"流行的原因。

1. 基本方法

（1）用牙刷（新旧均可）轻轻地刷擦双手手背与掌心的穴位或治疗点，刷指时应该保持全身放松的状态。

（2）左右手的穴位都要刷擦，每个穴位刷擦2～5分钟。每天至少刷1次，多刷几次也行。

（3）需要治疗几种疾病时，可以分别在有关穴位上刷擦。

（4）身体发热或疼痛（例如感冒、头痛等）时，需要"泻"，应该由内向外刷擦（下文用↑表示）。

（5）身体虚弱（例如贫血、怕冷、眩晕等）时需要"补"，应该由外向内刷擦（下文用↓表示）。

2. 常见病刷指方法

（1）肝炎（醉酒、眩晕、头痛）—肝穴（↑）。

（2）下腹部减肥（胃胀、屁多）—二间（↑）。

徐海燕
徐氏消脂饮治脂肪肝

徐海燕自拟消脂饮,重用山楂、泽泻、生大黄泻热祛瘀,消食化积;何首乌补肝益脾;丹参、虎杖活血化瘀通络;海藻化瘀散结,合而用之,有推陈出新、荡涤痰瘀之功,诸药同用,增强降脂作用。脂必妥主要成分是红曲等天然药物,该药作用机制之一是通过抑制肝脏 HMG-CQA 还原酶,阻止内源性胆固醇合成,以达到降脂的目的,与消脂饮比较,在疗效方面有差异,考虑可能系脂必妥作用较单一,临床上运用时可考虑配合控制饮食、运动等以增加疗效。

正常人肝内总脂量占肝重的5%,而脂肪肝患者其总脂量可达40%~50%,其中主要是甘油三酯及脂醇。其可使肝细胞体积增大,互相挤压,并压迫肝血窦,造成缺血、坏死、纤维组织增生,直至形成肝硬化。1999年对某院教职工体检时,发现脂肪肝患病率为10%,其中多合并高脂血症,遂对40例脂肪肝合并高脂血症患者试用消脂饮观察其降血脂的作用及对脂肪肝的疗效。

1. 临床资料

对经B超诊断为脂肪肝的患者进行血脂测定,将空腹血清总胆固醇(TC)≥6.0 mmol/L(酶法)、甘油三酯(TG)≥1.7 mmol/L 的70例作为观察对象。将患者随机分成两组,消脂饮组(治疗组)40例,其中男26例,女14例,年龄35~62岁,平均49岁,轻、中、重度脂肪肝分别为20例、13例、7例。脂必妥组(对照组)30例,其中男18例、女12例,年龄38~65岁,平均52岁,轻、中、重度脂肪肝分别为14例、10例、6例。

2. 治疗方法

治疗组予消脂饮(自拟方)组成如下:生山楂30 g,泽泻30 g,何首乌30 g,丹参20 g,虎杖20 g,海藻30 g,生大黄(后下)6 g,鸡内金10 g。加减法:痰湿盛加法半夏、车前子、茯苓,瘀血盛加红花、三七,脾气虚加人参、炒白术,肝肾阴虚加枸杞、黄精。水煎,每日1剂,每日2次,1个月为1个疗程,治疗3个疗程。

对照组服用脂必妥(中国科学院成都地奥制药公司生产)1.05 g,每日3次,疗程3个月。疗程结束后对两组患者进行血脂测定及肝脏超声观察。

3. 疗效评定标准

显效:轻度与中度脂肪肝转为正常或重度脂肪肝转为轻度。

有效:比原来脂肪肝程度下降1个等级。

无效:治疗前后无变化或未达到以上标准。

4. 治疗结果

两组治疗降血脂作用比较:治疗后两组 TC、TG 均有降低,治疗组血脂低于对照组,有显著性差异。

两组治疗前后肝脏 B 超复查结果比较:对照组有效率 53.3%,治疗组有效率 85.0%,两组有显著性差异($X^2=8.423, P<0.01$),治疗组疗效优于对照组。

综上所述,以泻热祛瘀、养肝健脾之法治疗脂肪肝,临床疗效较满意。

每日喝绿茶,不得脂肪肝

每天上、下午各用绿茶 10 g,开水浸泡后坚持饮用。研究表明,绿茶可化解中性脂肪,有利于清除肝内多余的脂肪。

徐湘江等

徐氏消脂愈肝胶囊治脂肪肝

徐湘江等自制消脂愈肝胶囊,以黑蚂蚁为主补肝肾、活血化瘀,黑蚂蚁具有提高机体免疫功能、保肝、防治脂肪肝的作用;泽兰、泽泻疏肝化瘀,通利水湿,湿去痰消;泽泻还能降低人体胆固醇;丹参、鳖甲、赤芍、三棱、莪术等活血化瘀、消癥散结,能促进肝内脂肪代谢,防止肝脏纤维化,回缩肝脾;山楂为降脂良药,能加速血脂的清除;三棱、莪术又有健脾强胃之功,有利于湿邪运化。全方共奏疏肝健脾、祛湿化瘀、活血通络之功。临床观察表明本方可改善肝内脂肪代谢,对消除脂肪肝的临床症状和体征有明显效果,优于西药烟酸肌醇脂。

选择80例,均经B超显示肝大,有明显衰减波确诊为脂肪肝。分为治疗组50例,男38例,女12例;年龄最大70岁,最小21岁,平均42岁;甘油三酯增高者34例,胆固醇增高者23例,丙酮酸氨基转移酶升高者32例。对照组30例,男21例,女9例;年龄最大62岁,最小25岁,平均38岁;甘油三酯增高者15例,胆固醇增高者15例;丙酮酸氨基转移酶增高者16例。部分病例出现肝区胀痛或腹胀、纳呆、恶心呕吐等症状。两组在年龄、性别及血脂检测指标方面无显著性差异($P>0.05$),具有可比性。

治疗组予消脂愈肝胶囊(黑蚂蚁、鳖甲、生山楂、泽兰、丹参、赤芍药、三棱、莪术等。共研粉末,过100目筛,烘干消毒,装成0.3 g胶囊)6粒,每日3次,2个月为1个疗程。

对照组予烟酸肌醇脂0.3g,每日3次,2个月为1个疗程。

近期治愈:临床症状消失,甘油三酯、胆固醇、丙酮酸氨基转移酶、肝脏B超肝大及衰减波等全部恢复正常,停药6个月未复发;显效:临床症状消失,甘油三酯、胆固醇、血清丙酮酸氨基转移酶其中1项或2项恢复正常,肝脏B超示肝大回缩、肝衰减波减少;有效:临床症状减轻,甘油三酯、胆固醇、血清丙酮酸氨基转移酶指标均有所下降,但未达正常值,肝脏B超肝大、肝衰减波较治疗前略有好转。无效:治疗前后临床症状、血脂检测指标及肝脏B超无变化。

治疗组50例,总有效率96.0%;对照组30例,总有效率53.3%。与对照组比较,$P<0.01$。可见治疗组近期治愈率和总有效率均优于对照组($P<0.01$),说明自拟消脂愈肝胶囊,治疗脂肪肝疗效优于烟酸肌醇脂。

脂肪肝患者　水果要慎吃

很多人认为多食水果对身体有百利而无一害,其实这中间存在误区,尤其是对于肥胖性脂肪肝患者。新鲜水果富含水分、维生素、纤维素和矿物质,经常食用无疑会有益于健康。然而,水果并非越多吃越好。因为水果含有一定的糖分,长期过多进食可导致血糖、血脂升高,甚至诱发肥胖,因此肥胖、糖尿病、高脂血症和脂肪肝患者不宜过多进食水果。如果进食水果,也应尽可能选择苹果、梨等含糖量低的水果,而且数量不能太多;必要时要以萝卜、黄瓜、西红柿等蔬菜代替水果;尽量在餐前或两餐之间饥饿时进食水果,以减少正餐的进食量。

董子强等
董氏益肾洗肝化脂汤治酒精性脂肪肝

益肾洗肝化脂汤有滋肾护肝、行气活血、解酒泄毒、软坚祛脂、洗肝化浊等作用,针对酒精性脂肪肝的病因病机,故能取得较好疗效。

益肾洗肝化脂汤降低 BUA 的机制可能是补肾护肝、解毒化浊、活血化瘀等功能改善了血管内皮细胞的功能,使受损的内皮细胞恢复,从而使 BUA 合成分泌减少,同时与其能恢复肝肾功能有关。血清总胆汁酸水平是反映肝实质损伤的重要指征,肝脏合成胆汁酸的能力有限,需要经过肠肝循环满足生理需要。正常人每日进行 6~12 次肠肝循环,经门静脉回流的胆汁酸 80% 以上被肝细胞窦膜有效摄取,仅少量直接经中央静脉进入肝静脉入外周血循环。酒精性脂肪肝患者肝实质损伤,使胆汁酸合成降低,胆汁酸池体积缩小,而胆汁酸池体积大小与肠肝循环率呈负相关,因而使血液中血清总结合胆汁酸量升高,同时 γ-GT 活性常常升高。益肾洗肝化脂汤中多数药物都能促进酒精排泄及肝细胞再生,使肝内脂肪沉积减少,改善微循环,降低血黏度,有确切的保肝降脂、促进免疫功能、抗肝损伤作用,从而有降低 TBA、γ-GT 的疗效。该项研究表明,益肾洗肝化脂汤治疗酒精性脂肪肝,在降低 BUA、TBA、γ-GT、血脂等重要指标方面疗效显著,能祛除肝脂,保护肝功能,改善症状与体征,且无毒副作用,优于单纯戒酒调脂治疗,体现了中药优势,有进一步研究应用的价值。

1. 临床资料

1999 年 4 月至 2002 年 6 月筛查出酒精性脂肪肝 314 例,其中 BUA、TBA 升高者 98 例,随机将其分为治疗组与对照组。治疗组坚持服中药完成疗程者 38 例,其中男 37 例,女 1 例;年龄 30~57 岁,平均 46 岁;病程 1~8 年;轻、中、重度脂肪肝分别为 8 例、

16例、14例。对照组资料完整者30例,全部为男性;年龄27～62岁,平均48岁;病程1～10年;轻、中、重度脂肪肝分别为11例、13例、6例。两组患者有饮酒史5～12年。

2. 诊断标准

(1)有长期饮酒史,平均每日饮40°左右白酒300～700 ml(酒精量120～280 g)。

(2)肝脏明显肿大,有肝区隐痛、胀痛、纳差等症状。

(3)BUA、TBA、γ-谷氨酰基转移酶(γ-GT)明显升高。

(4)B超检查呈脂肪肝特征,符合《实用腹部超声诊断学》脂肪肝诊断标准。

(5)乙肝病毒感染除外。

3. 治疗方法

两组患者首先戒酒,辅以多种维生素口服。对照组予脂必妥、非诺贝特、洛伐他汀、藻酸双脂钠等药1～2种口服。治疗组予益肾洗肝化脂汤:制首乌10 g,枸杞子10 g,女贞子10 g,茵陈20 g,泽泻20 g,葛根10 g,郁金10 g,山楂10 g,槐米10 g,海藻10 g,酒大黄10 g,草决明10 g,丹参20 g。每日1剂,水煎服。两组均以1个月为1个疗程,连服3个疗程。

4. 观察指示

(1)凡参加观察的所有病例治疗前一天晚上不进脂肪餐,次日晨起空腹抽肘前静脉血,采用意大利BT-2000型全自动生化分析仪检查BUA(试剂盒由上海科华—东菱诊断用品有限公司提供)、TBA(试剂盒由北京九强公司提供)及γ-GT、血脂、肾功能等。

(2)观察肝区胀痛、恶心乏力、胃痞纳差等症状的改变情况。

(3)观察治疗前后肝脏B超的改变情况,由专人应用日本东芝220A型B超仪(探头频率3.75 MHz)常规检查肝脏。疗程结束后重复以上检查。

5. 疗效标准

临床治愈:症状与体征消失,B超检查肝脏形态及实质恢复正常,TBA、BUA、γ-GT等恢复正常。

显效:临床症状明显好转或消失,肝脏B超示后缘回声衰减明显减轻,小血管显示清楚,或由重度转为轻度,TBA、BUA、γ-GT等增高值下降2/3以上。

有效:临床症状好转,B超示肝脏后缘回声衰减减轻,或由重度转为中度,中度转为轻度，TBA、BUA、γ-GT 增高值下降 1/2 以上，血脂下降不明显。

无效：未达到上述指标者。

6. 统计结果

组间百分率比较用 X^2 检验，组间均数比较用 t 检验。两组患者疗效比较：治疗组 38 例中临床治愈 15 例，显效 13 例，有效 6 例，无效 4 例，总有效率为 89.47%；对照组 30 例中临床治愈 4 例，显效 6 例，有效 13 例，无效 7 例，总有效率为 76.67%。两组总有效率比较 $P<0.05$，治疗组优于对照组。

五脏六腑的太极内外养生法，促肝健康

为使脏腑通畅以保证身体健康，首先要五脏六腑、十二条经脉畅顺，这是脏腑健康的保证。

心理暗示：活跃五脏六腑大小血管细胞，清洗、稀释五脏六腑大小血管血液，加速微循环流量，清除血内病毒、毒素，清除五脏六腑大小血管内垃圾、脂肪，让五脏六腑畅通无阻！

站立发声：咦——唏——微——哈！

徐广芝
辨治脂肪肝效方达药

1. 效方验方

(1) 小柴胡汤与桂枝茯苓丸并用

日本学者井斋伟矢以古方小柴胡汤与桂枝茯苓丸并用治疗脂肪肝,取得了可喜的效果。研究对象为8例经超声波检查诊断为脂肪肝的病例,其中4例有大量饮酒史。两药投量均为每次2.5 g,每日3次,饭前或饭间服用。疗程原定12周,实际延至24周,服药期间2~4周进行1次血液生化检查,停药后根据超声波进行诊断。

结果:5例肝超声波图像均较服药前明显减少,其中1例恢复正常,其余3例中1例没有变化,2例未作超声波检查。以全部病例各项检查值的平均值进行比较研究,只有胆固醇值在服药12周时较服药前明显减少,认为小柴胡汤与桂枝茯苓丸并用治疗脂肪肝有效。

(2) 大黄䗪虫丸治疗肥胖性脂肪肝

任氏等用大黄䗪虫丸治疗肥胖形体合并脂肪肝患者70例。

【治疗方法】 大黄䗪虫丸9 g,每日3次。如患者腹胀、纳差明显,舌淡胖,苔厚腻者,用二陈汤加减煎水化服。

【治疗结果】 临床治愈42例(60%),显效17例(23.3%),有效7例(40%),无效4例(6.7%),总有效率为94.3%。

(3) 益肾降脂片治疗脂肪肝

司氏等报道,用益肾降脂片(含制首乌、黄精、泽泻、山楂、僵蚕、丹参等)治疗脂肪肝34例。

【治疗方法】 每次6~8片(每片0.35 g),每日3次,疗程3个月。并设立对照组19例,用非诺贝特,每次0.1 g,每日3次,疗程3个月。

【结果】 治疗组与对照组分别显效 14 例、8 例,有效 9 例,无效 11 例、6 例,总有效率分别为 67.65%、68.42%,两组疗效无显著性差异($P>0.05$)。两组患者 TC(总胆固醇)、TG(甘油三酯)治疗前后自身比较有显著性差异($P>0.05$)。

2. 单味中药

(1)山楂

山楂可减轻脂类在器官的沉积。山楂水煎剂连服 9 周后的豚鼠,肝细胞微粒体及小肠黏膜中总胆固醇(TC)合成的限速酶、羟甲戊二酰辅酶还原酶的活力明显受到抑制。认为其降脂作用是由于肝脏 TC 合成被抑制所致。其他如决明子、蒲黄、茵陈、柴胡、莪术、黄精等均有一定降脂活性,可减少 TC 的吸收,抑制血中 TC 的升高和动脉粥样硬化斑块的形成。

(2)何首乌

何首乌粉剂可使高脂动物血中胆固醇、甘油三酯和 β 脂蛋白分别下降 89%、42% 和 54%,肝中甘油三酯下降 52%。何首乌所含二苯烯成分对过氧化玉米油酶升高有显著对抗作用,还能使血清游离脂肪酸及肝脏过氧化脂质显著下降。在体外实验中也更进一步证明,何首乌保肝、抗脂肪肝作用机制在于抑制过氧化脂质的产生及其对肝细胞的破坏。近年来,大量临床观察发现,本品有改善肝功能之功效,常用于各种脂肪肝、病毒性肝炎。

(3)人参

人参的成分人参皂苷对胆固醇、甘油三酯具有双向调节作用,但对主胆固醇饮食的正常大鼠血清中胆固醇和甘油三酯的升高具有明显的抑制作用。给大鼠饲喂高脂饮食(含 1%胆固醇、0.5%胆酸或含 1%红参或不含红参粉),让其自由摄取 90 天。心穿刺取血,测定血清总胆固醇、高密度脂蛋白胆固醇、甘油三酯、非酯化脂肪酸和脂类过氧化物,并做肝脏组织学检查。结果表明,人参可使实验动物肝脏总胆固醇和甘油三酯含量明显减少,而肝磷脂含量显著增加,减轻肝脏脂肪浸润,预防脂肪肝的形成。临床实验也证实,高胆固醇血症患者口服红参粉后 1 周,血清胆固醇无明显变化,但血清高密度脂蛋白胆固醇却明显增加,动脉硬化指数显著下降;高甘油三酯血症患者的血清甘油三酯也明显下降。

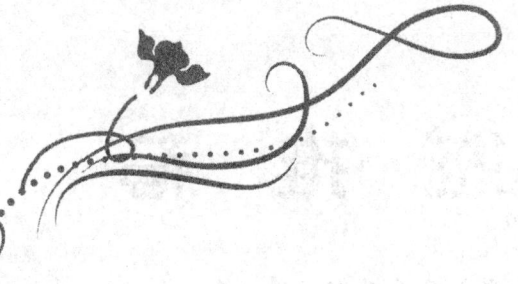

吴大真出诊时间、地点：

星期一 上午：北京博爱堂中医医院，83973609，83973610

下午：北京济众堂中医门诊部，64018167

星期二 上午：北京博爱堂中医门诊部，88514939，68412758

下午：北京恒安中医院，67301930，18911555080

星期六 全天：河北燕郊中美医院，0316-3318660

010-58411135，58411137

邮箱：wudazhen888@163.com

博客：http://dazhenwu.sohu.com.cn

http://blog.sina.com.cn/wdz010

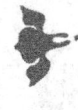

向 您 推 荐

现代名中医治疗绝技（第二版）

- 现代名中医肥胖治疗绝技
- 现代名中医脂肪肝治疗绝技
- 现代名中医肾病治疗绝技
- 现代名中医风湿类风湿治疗绝技
- 现代名中医前列腺疾病治疗绝技
- 现代名中医股骨头坏死治疗绝技

注：邮费按书款总价另加 20%